メタボとがんに効く

魚のチカラ

医学博士
滝澤行雄

同時代社

はじめに

日本では、食の欧米化が進み、便利な加工食品や手軽なできあいのものを食べることが増えました。米国に「追いつけ追い越せ」を目標としていた日本人は、流行りの食べ物を食べることが格好いいことと勘違いしてしまったこともあります。ステーキやハンバーグ、カレーやフライなど肉類を好むようになり、「魚離れ」などという言葉も聞かれています。さらに、若い世代では魚介の摂取量が確実に減っています。栄養バランスの良い野菜の煮物や焼き魚といった和食は味が淡白なこともあって、こってりとした脂分たっぷりの味を覚えてしまった子どもや若者には、どうしても敬遠されがちです。

しかし近年、これらの肉類を食べ続けた大人たちの健康に問題が続出し、警鐘が鳴らされています。食べすぎや飽食の陰に潜む健康への不安から、食事への関心は高まり、健康的な食べ物を見直す傾向がますます強くなっています。

これまで「成人病」といわれた脳卒中、心臓病、がんなどが増加し、偏った食事や運動不足などの生活習慣が、これらの病気と深く関係していることがわかってきました。そのため「生活習慣病」と呼び名を変えて、健康的な生活習慣を守り、病気そのものを防止できる『一次予防』に関心が集まっています。さらに、心筋梗塞や脳卒中などの動脈硬化性疾患の背景には肥満、糖尿病、高脂血症や高血圧が関与していることがわかり、メタボリックシンドロームと呼ばれ、国内はもとより、世界中からも注目されています。

日本の大規模な疫学研究からは、多くの食品のなかでも魚介類を毎日食べる人は、がんの死亡率がきわめて低く、とくに胃がん、肝臓がん、子宮がんの死亡リスクが小さいことが明らかになりました。肝硬変やアルツハイマー病のリスクを抑えてくれることもわかっています。

また、世界の医学者たちによっても、魚介類が生理活性物質を豊富に含み、健康維持と病気の快復に効果的なことが次々と報告されています。世界保健機構による短命地域住民への食事指導では、魚食の介入が心臓病の予防に卓効のあることを示しています。しかも、最近の医学研究では、心臓病やがんにとどまらず、糖尿病、老化・認知症、骨粗鬆症などにも効用が認められ、いまや、生活習慣病の予防効果は公知のこととなっています。

本書は、著者みずからがこれらの魚介の効用を認めた世界中の疫学調査や文献をていねいにひもとき、効果ありと実証されたり結論づけられたものだけを紹介しています。調べるほど奥が深くその数は一〇〇編以上にもおよびました。諸家の業績を引用させていただきましたが、著者の日本語名はもとより、その内容に誤りがなければよいがと思っています。その際はご寛容のほどを切望いたします。

「悪しきを取り、良きを顧みない」という世界的な食文化のいまだからこそ、この魚介類の驚くべき健康パワーを本書から読みとっていただければ望外の喜びです。そして、読者のみなさんの疾病予防と健康増進の一助となれば、幸いです。

二〇〇七年七月

滝澤行雄

メタボとがんに効く　魚のチカラ◆目次

プロローグ　日本人の食生活は本当に進歩したのか

質素な食事から飽食の時代へ

私たち日本人の食生活は、この四〇年あまりの間に大きく変わりました。「飽食の時代」という言葉に代表される量の充足と、「多様化・欧米化」などの言葉に象徴される質の向上とが、いちじるしく変化しています。しかし、すべての日本人が過食というわけではなく、いまもなお、栄養の不足している人やある種の栄養素が欠乏した人たちもいます。

このように食生活を考えるとき、日本人の歴史や生活習慣からみえてくることもあります。古代、縄文人は狩猟や漁猟によって自給自足の食生活を送っていました。縄文時代の遺跡では、集落のまわりに貝塚が残されていて、当時の貝殻や動物の残滓からマグロやタイなどの魚骨がみつかっています。さらに、食生活には大きな地域差があり、沿岸の貝塚住民が海と陸の食料を組み合わせていたのに対し、内陸では陸の食物に頼っていたこともわかっています。

時代を経て、第二次世界大戦前の食事は、ごはんに味噌汁と漬物、それにせいぜい魚介類が一品というように質素なものでした。

大戦中と敗戦直後は、食糧難から粗食を余儀なくされ、この食糧不足時代は一〇年ほど続きました。そのころの食事といえば、山間の農村部を除くと、米や麦などの穀類は比較的十分に供給されていましたが、肉類や魚類、乳製品や卵類などの動物性食品の供給は十分ではなく、成人1日の総摂取カロリーは2000キロcal以下でした。

一九六三年ごろから、日本は高度経済成長時代を迎えます。

日本人の所得水準は上がり、いろいろな社会基盤の整備が充実した時代です。都市部でも農村部でも飛躍的に機械化が進みました。また同時に、マイカー時代を迎えたのです。

この高度経済成長が日本人の食生活にも影響を与えました。パンや牛乳、畜産物を中心とする食の欧米化にともなって、日本人の動物性食品の摂取不足は大きく改善されました。はじめは都市部を中心に、次第に農村部でも、動物性食品の平均的な摂取量が許容の上限を突破したことは、国民栄養調査の結果から明確です。

農林水産省の食糧需給表をみると、**図1**で示すように米を中心にした穀類の消費がここ四〇年の間に急速に減り、代わって油脂、肉類、牛乳・乳製品、果物などの消費が増加しています。この時代には国をあげて、脂肪とたんぱく質の摂取がすすめられました。その結果、一九七五年ごろから飽食の時代に入ります。

図１　日本の食生活の変化（供給熱量／人／日）

（農林水産省　2003）

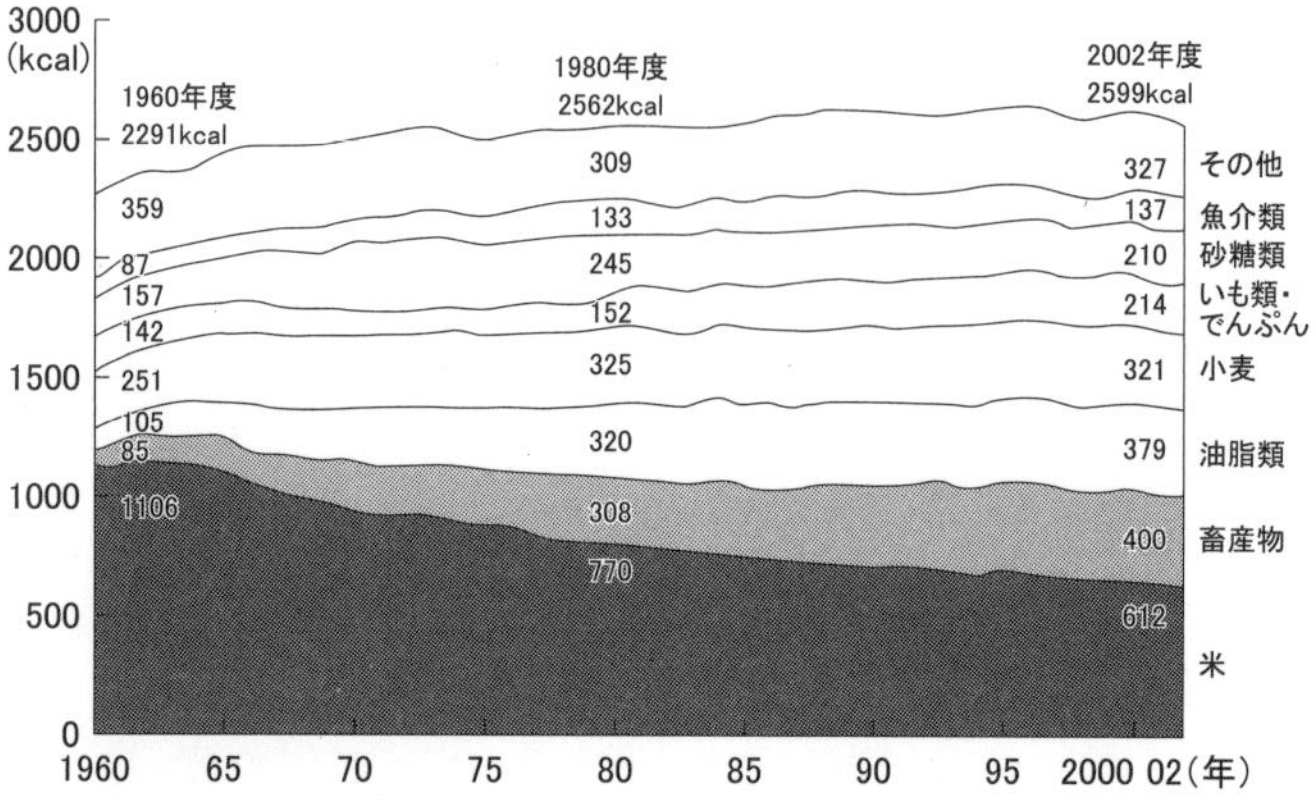

資料　農林水産省「食料需給表」

参考・米・畜産物・油脂類の合計の水準にほとんど変化はない。

・主食の米が減少（1960 年度から４割減）する一方で、畜産物（同約５倍）、油脂類（同約４倍）が増加してきたことがわかる。

食の欧米化と外食の日常化

日本人の栄養摂取量は、厚生労働省の国民栄養調査から知ることができます。この調査が第二次世界大戦後から継続して実施されてきたことは、日本人の栄養摂取量の推移がわかる資料として、たいへん貴重です。

栄養摂取量の年次推移をみると、飽食の時代には**図２**のように炭水化物（糖質）が減少しています。これに対して一九六五年ごろから動物性たんぱく質と脂質の増加が顕著となりました。これは**図１**の食品群別摂取量の推移とほぼ同一で、このような変化を一般に欧米化と呼

図２　経済成長期における日本の栄養摂取量と熱量

（国民栄養調査　1982）

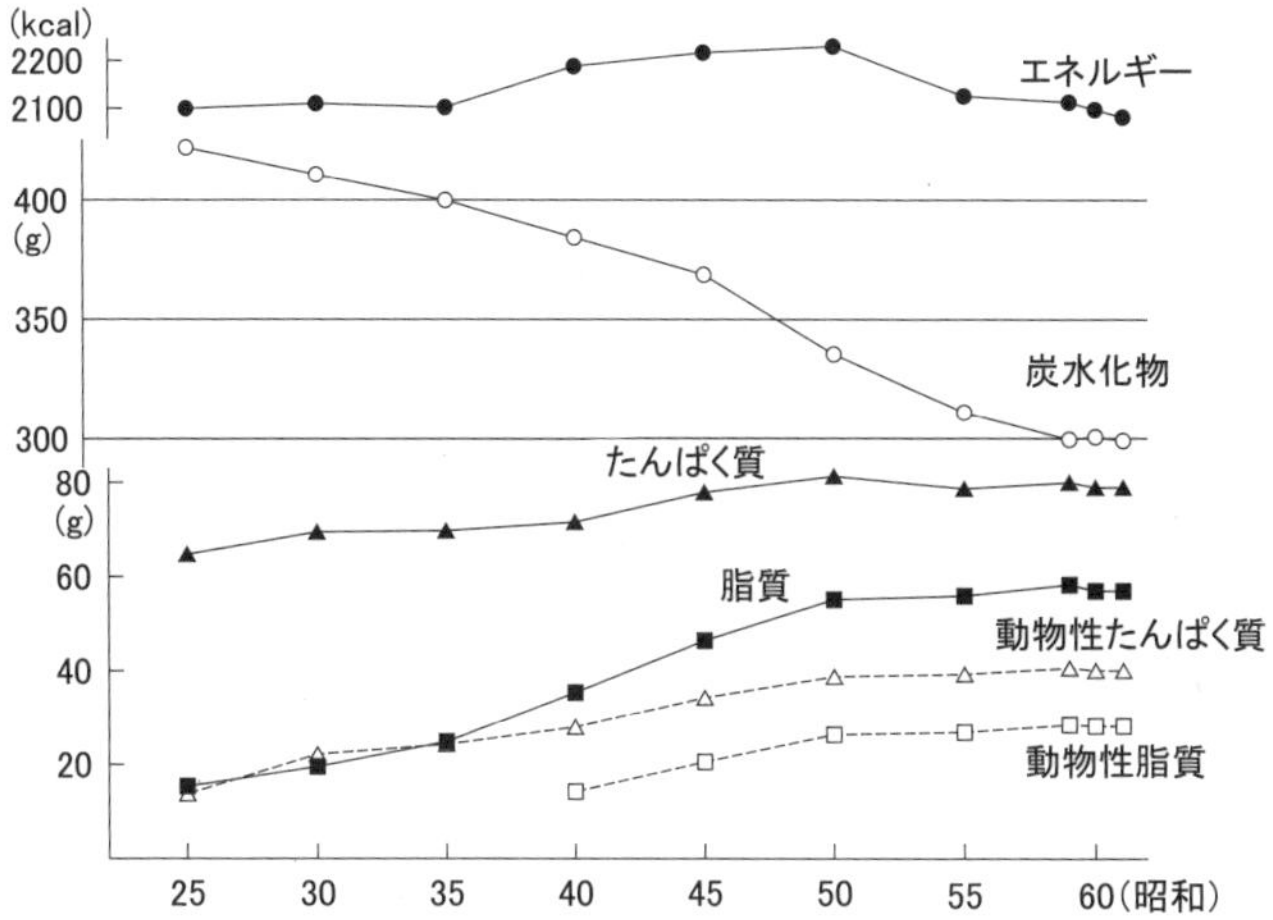

びます。

そこで、日本と欧米諸国で食べられている食品の構成をくらべてみることにしましょう。わが国では穀類の摂取比率が高く、肉類は欧米の半分以下、牛乳・乳製品は欧米の三分の一から六分の一というように、動物性食品の比率が低く、欧米の食事とはかなり違っています。

欧米では所得水準が上昇すると、総摂取カロリーも比例して増えます。

たとえば、米国では一人あたりの国民所得がのびて８０００ドル（当時１ドルは３６５円）になると、国民の総摂取カロリーも増えます。平均では約３４００キロcalにも達し、肥満体の人が多くなりました。

フランスでも、一人あたりの国民所得が

6000ドルにのびたときの総摂取カロリーは、約3300キロcalにもなります。

しかし日本では、当時一人あたりの国民所得が5000ドルから8500ドルに上昇しても、総摂取カロリーは約2500キロcalと横ばいでした。

このように所得が増えても総カロリーは抑え目な日本人ですが、近年変化が起きています。日本人の食生活で見逃してはならないのは、便利になったことです。外食の機会が増えたり、できあいの食品の利用が増えました。とくに独身者や単身赴任者などでは、調理に手がかからないという理由から、揚げたり焼いたりした肉を好む傾向が強いようです。一般家庭の食費も、外食費やできあいのおかずの購入費が、食費全体ののびを大幅に上回っています。日本のサラリーマンの三分の二は昼食を外食に頼り、夕食でさえもかなりの人が外食しているのが現状です。

食生活の変化によって死因が変わった

日本の主要死因別からみた死亡率（人口10万対）は、**図3**のように一九四五年代の後半以降、結核による死亡が男女とも大幅に減少して、死亡原因の多くが感染症から、いわゆる生活習慣病に変わりました。一九五一年には、結核に代わって脳血管疾患（脳卒中）が死亡

図3　主要死因別にみる男女別年齢調整死亡率の推移
（厚生労働省　2004）

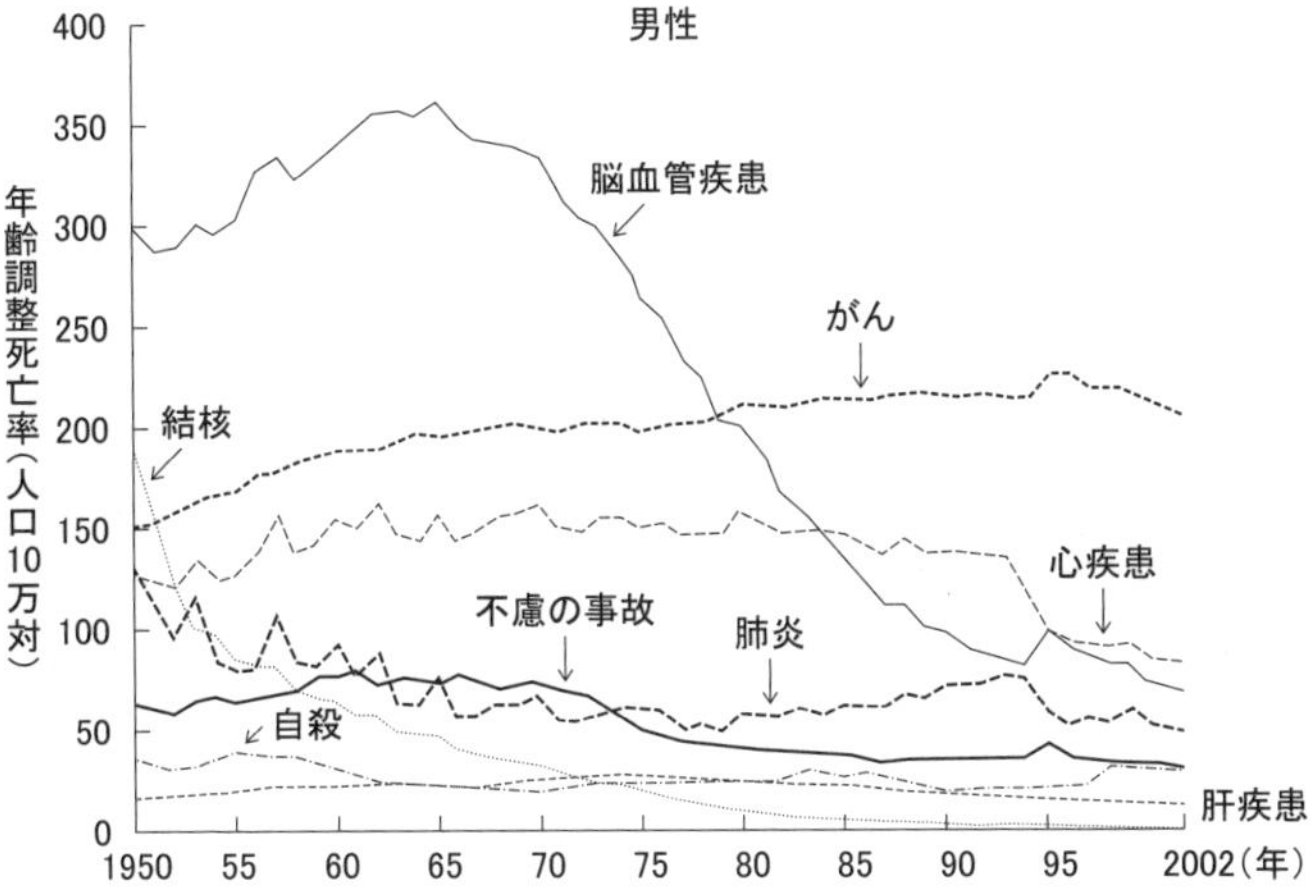

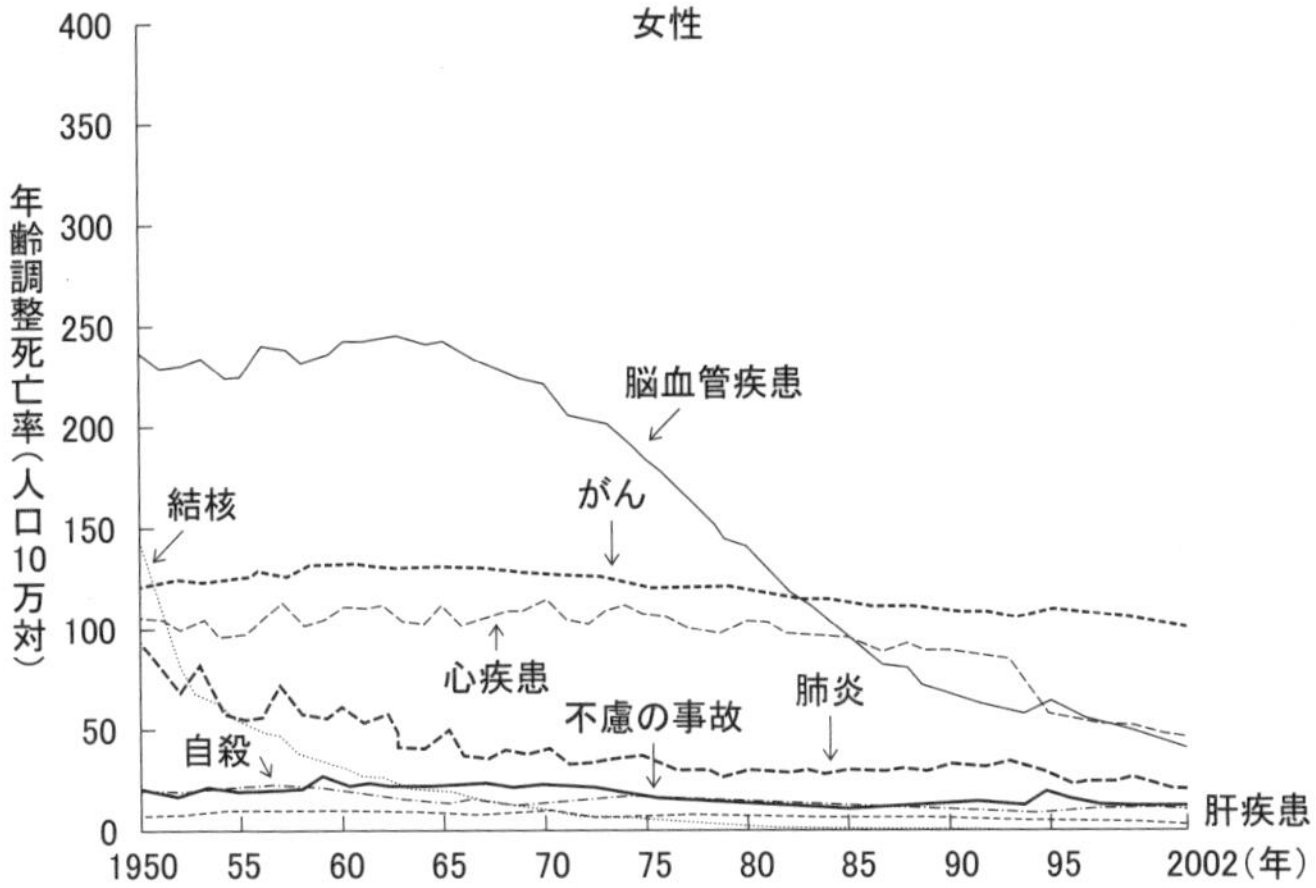

資料　厚生労働省「人口動態統計」
注　　年齢調整死亡率の基準人口は「昭和60年モデル人口」である。
平成6年までの死亡率は旧分類によるものである。

原因の一位となり、一九五八年には脳卒中、がん、心臓病といった慢性疾患が死因の上位を占めるようになりました。二〇〇七年では、がん、心臓病、脳卒中を合わせると死因の6割以上を占めます。

こうした疾病の変遷に食生活が深くかかわっていることは、動物性脂肪の入手が困難だった第二次世界大戦中のヨーロッパにおいて、冠動脈疾患の死亡率が大幅に低下したことからも読み取れます。

一般的に、粗食は食塩の摂りすぎにつながります。日本では戦後、東北地方の農村部では1日に一人20～25g、都市部でも15g以上の食塩を摂っていました。さらに、当時の労働が厳しかったことや、家屋の寒冷という条件も加わって、住民たちが高血圧症にかかりやすくなりました。その結果、脳卒中、とくに脳出血が多発したのです。

一九五五年後半以後一〇年間は脳血管疾患（脳卒中）の危険因子（リスク）として血圧が取り上げられ、「最大血圧が高い」か、「血清中の総コレステロール値が低い」ことが指摘されました。当時は、まだまだ魚や肉を豊富に食べることが難しい時代でした。この見解は、動物実験でも証明され、動物性食品の摂取の少ないことが脳出血の発症をうながすことが確かめられています。

こうしてみると、一九五〇年代の食生活と疾病との関係は、現在とは逆に動物性食品、とくに魚介類の摂取不足が問題だったと考えられます。

肥満が引き金、脳出血から脳梗塞に

日本では食の欧米食生活により、都市部をはじめ農村部の住民にも動物性食品を食べる機会が増え、とくに肉類の摂取量が急増しました。これにともなって日本人の血清総コレステロール値も上昇しました。

こうした食生活の変化を背景にして、脳卒中の死亡率は一九六〇年代、さらに一九七〇年代と上昇を続けます。その後、死亡率は低下に転じ、一九八九年以降は死亡率１００（人口１０万対）を下回るようになりました。ちなみに、ここでいう死亡率（人口１０万対）とは、一年間の脳卒中死亡者数をその年の人口で割った人口１０万人あたりの死亡者数を指します。

脳卒中のなかでも、脳出血による死亡率は一九七〇年以降低下してきましたが、脳梗塞は一九八〇年ごろまで上昇したあと、死亡率は５０前後で横ばいを続け、現在も減少していません。

これは、日本で脳出血の危険因子といわれていた低コレステロール血症の人たちが、少なくなったという単純なことではありません。むしろ日本人の脳死の病型が、脳出血から脳梗塞に移行したということです。脳梗塞の増加は、血液を凝固させる原因の一つといわれている肉類の過剰摂取も深くかかわっています。また、肥満が引き金になって起こることも指摘されてきました。

一方、動物性脂肪の過剰摂取と大腸がん、肥満と糖尿病など、日本人の食生活と疾病など、食事と病気の因果関係が次々と明らかになってきました。これまでの低カロリー・低脂肪の食生活で多くみられた、食塩に起因する高血圧やインスリン分泌低下型の糖尿病に代わって、いまでは高カロリー・高脂肪の摂取による生活習慣病が増加してきました。

最近、とくに注目されているメタボリックシンドローム（代謝性症候群）は、現代の生活習慣を背景に肥満、糖尿病、高脂血症、高血圧の人が増加し、さらにそれぞれの病気の合併で、心筋梗塞や脳梗塞などを起こして死にいたる総称です。メタボリックシンドロームに対する社会的関心はますます高まり、生活習慣病の予防は危急の課題となっています。

そこで、本書では、第一章で魚介類の機能成分とその効能を、第二章では生活習慣病やメタボリックシンドロームを予防する方法、第三章では魚はどんな病気に効果があるのか、さらに第四章では健康に長生きするための魚をおいしく食べる知恵などを、検証データから具体的に詳しくみていくことにしましょう。

《参考文献》
米田譲：Ajiko News, No.2126, 914（2005）
小沢秀樹：日本公衛誌、15、551（1968）
小町喜男：日本医師会誌、96（3）（1986）
家森幸男ほか：最新医学、32、2256（1977）

第一章　なぜ、魚はからだにいいのか

一　食生活と魚介の研究からわかったこと

イヌイットには心臓病死亡者が少ない

イワシ、アジ、サバ、サンマ、ニシンなどの青魚や、マグロやメカジキなどに豊富に含まれる脂肪酸のドコサヘキサエン酸（ＤＨＡ）やエイコサペンタエン酸（ＥＰＡ）には、心臓病を予防する効果があることは、いまではすっかり有名になりました。ＤＨＡ、ＥＰＡは、本書でしばしば登場しますので念頭に入れておいてください。

青魚の疾病予防効果は、北極グリーンランドに住むイヌイットの食生活を研究することによって発見されました。極寒の北極グリーンランドでは農作物は育たず、魚類やアザラシの肉を主食としています。また、第二次世界大戦中のノルウェーでは、家畜が減って肉不足となったこともあり、一時、魚の消費量が大幅に増加しました。しかし驚いたことに、この戦時下には国民の心筋梗塞による死亡率が大きく減少していたのです。

図4　デンマークの白人とグリーンランドイヌイットの食事内容と死亡率

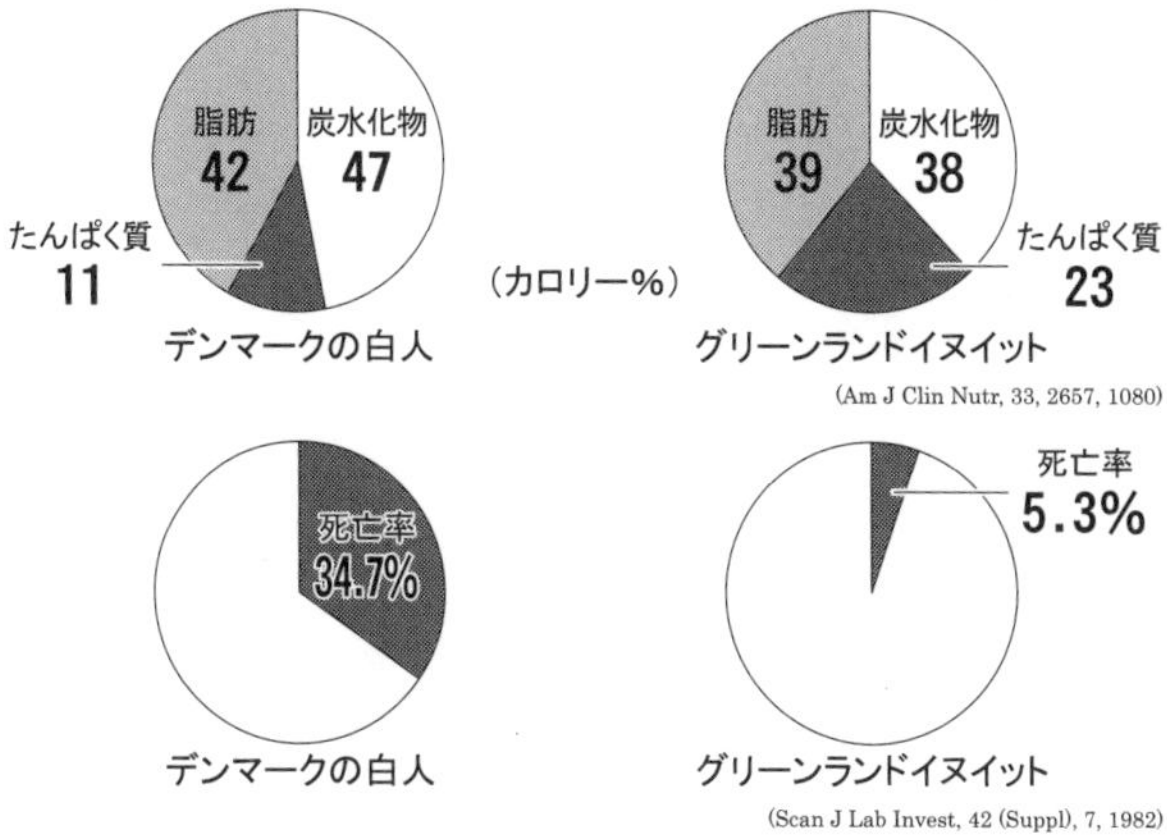

注　死亡率は心臓病によるもの

デンマークの臨床医学総合研究所のバング氏らは、イヌイットに動脈硬化や脳梗塞、心筋梗塞などで死亡する人が極端に少ないことに気づき、それが食事から摂る脂肪に起因するのではないかと報告しました。

さらに、同研究所のダイヤベルグ氏らは一九七五年、魚類を多量に食べているイヌイットの血液を詳しく調べたところ、彼らが毎日食べている青魚やアザラシの脂に、血液の流動性を高めるＤＨＡやＥＰＡが大量に含まれていることがわかりました。

このような食事内容をふまえたうえで、デンマークの白人とイヌイットの心筋梗塞と狭心症による死亡率を比較しました。**図４**のように、デンマークの白人では３４・７％ときわめて高いのに対し、グリーンランドのイヌイットでは

5・3%と低く、約七分の一であることがわかりました。

欧米人は好んで家畜の肉を食べるため、彼らの血液中には脂肪酸のアラキドン酸（AA）は多いのですが、DHAやEPAの含有量は少なく、食肉といっても魚の肉と動物の肉とでは脂の質がまったく異なっていたのです。

魚介類の機能成分であるEPAやDHAは、もともとプランクトンやオキアミなどの海洋に棲む水生生物の体内で生成されます。このプランクトンを魚介類が食べ、その魚をアザラシやオットセイが食べるといった食物連鎖（捕食連鎖ともいう）によって、あらゆる生物に取り込まれます。じつは、心臓病に有益なEPAやDHAはヒトなど哺乳動物の体内ではつくることができません。イヌイットが大量のEPAやDHAを体内にもっているのは魚やアザラシを主食としているからです。同じ脂肪酸でも、AAは陸の食物に、EPAやDHAは海の食物に由来していることを、まずは銘記しておきましょう。

魚を多く食べる人は心臓病の発生リスクも少ない

近年、欧米の研究から魚介類の摂取による心臓病の予防効果が明らかにされてきましたが、日本においてもその実態がわかってきました。

表１　千葉県下の漁村と農村における栄養内容（1980年調査）

	総カロリー（kcal／日）	糖　質（g／日）	たんぱく質（g／日）	脂　肪（g／日）	食　塩（g／日）	魚　肉（g／日）	ＥＰＡ（g／日）
漁村（川津）	2620	383	118.2	69.4	20.7	256	2.6
農村（鎌ヶ谷）	2082	330	69	44	19.1	90	0.9

（Hiraiら　1980）

まず、千葉大学のヒライ氏らが千葉県下の漁村と農村の住民を対象に疫学調査を行い、北欧の魚を食べている人たちと同じような知見を得ています。一九八〇年の報告ですが、**表１**のように魚を１日に平均２５０ｇ（ＥＰＡ２・５ｇ相当）食べる漁村の住民は、１日に９０ｇ（ＥＰＡ０・９ｇ）程度の農村の住民にくらべて、血漿中のＥＰＡとＤＨＡの値がともに高く、血小板凝集能（亢進すると血液の粘度が高まり、おもに細い動脈の血行が障害されたりする）も低くなっていました。

その後、筑波大学の小町嘉男氏らは、漁業従事者１３４人と農業従事者１７４人の血中脂肪酸の構成を調べました。飽和脂肪酸や一価不飽和脂肪酸は両者であまり変わらないのですが、多価不飽和脂肪酸ではｎ－６系脂肪酸が農業従事者で高く、ＥＰＡなどのｎ－３系脂肪酸は漁業従事者に有意な差（はっきりとした差）で高いことが明らかになりました。また、これらの被験者を５年間追跡調査した結果、驚くことに、漁業従事者の心臓病は一例なのに対して、農業従事者には虚血性心疾患、とくに心筋梗塞が多発していました。

このことからも魚を食べることは心筋梗塞を抑える効果があるといえます。

そして、最近の厚生労働省研究班（代表大阪大学磯博康氏）による大規模なコホート追跡研究で、日本でも、心臓病予防に対する魚の効果が明確に裏づけされました。（コホート調査とは、健康状態や疾患の発生と進行を集団単位で調査し、究明する疫学調査法の一つです。あとで詳しくふれます。）

この調査は、岩手、秋田、長野、沖縄の四県に住む成人約４万人を対象として実施されたものです。食事アンケートを取り、一九九〇年以降の１１年間に虚血性心疾患の発作の有無を追跡しました。その結果、魚を食べる量が１日に約２０ｇと最も少ない人にくらべて、１日約１８０ｇと最も多い人では、心筋梗塞と狭心症の発症リスクが３７％も低下していました。心電図などで確実に診断された心筋梗塞に限ってみると、さらに魚を食べる効果は大きく、発症リスクの低下は５５％にもなっていました。

また、食べた魚の種類からＥＰＡとＤＨＡの摂取量を計算したところ、摂取量が１日に約０・３ｇと最も少ない人にくらべて、１日に２・１ｇと最も多い人では、虚血性心疾患のリスクが４２％も低くなっていました。さらに、確実と診断された心筋梗塞では、６５％もの発症リスクの低下が認められています。

魚や魚油に認められた血管拡張効果

世界的にみても、魚介類を多量に食べる人たちには、血栓性疾患の発生率が非常に少ないことがわかっています。日本人はイヌイットと同様に魚をたくさん食べます。

千葉大学の田村泰氏らは、千葉県内の漁村地区（勝浦市）と農村地区（柏市）の食事内容を調査しました。魚油ＥＰＡの一人１日あたりの平均摂取量は、魚をたくさん食べる漁村部では２・５ｇ、農村部では１・０ｇと差があり、血小板凝集能は漁村部のほうが明らかに低く、勝っていました。

また、米国の復員軍人局グレータロサンゼルス保健医療システムのサア氏らは、「魚の摂取は、魚油に含まれるｎ‐３系脂肪酸が血管内皮を安定させ、機能の向上を通じて心血管疾患のリスクを低下させる」ことを報告しました。この研究は、カリフォルニア大学の健康な男女の研修医２７例を対象とし、そのうちの１５例を１日１ｇの魚油カプセル（ｎ‐３系脂肪酸５００㎎、ＥＰＡ３００㎎、ＤＨＡ２００㎎）摂取群、１２例を１日１ｇのプラセボ（偽剤としてコーン油）摂取群とし、それぞれに１４日間の投与を行っています。

その結果、内皮依存性の血管拡張では魚油摂取群が２０・４％、プラセボ摂取群が９・９％となり、非内皮依存性血管拡張では魚油摂取群が32・6%、プラセボ摂取群が18・0%を示しました。このことから、魚油摂取群に血管内皮を安定させる効果が認められました。

サア氏は第五八回カナダ心血管学会総会で、「魚の摂取による心臓保護効果が説明される」として報告しています。

和食と地中海式ダイエットは健康食

冠動脈疾患の死亡率は、世界各国で顕著に違います。米国をはじめとする先進国や開発途上国の冠動脈心疾患は、いまだに死因の第一位を占めています。しかし、伝統的な食文化のあるイタリア（クレタ島）や日本はそれほど高くはありません。

世界各地のがん発生率には、100倍にもなる非常に大きな地域差のあることが英国のオックスフォード大学のドール氏らによって報告されました。心臓病やがんの発生率の推移をみると、時代の変化とともに生活習慣が変わり、伝統的文化圏から西洋文化圏へ移住した人たちには、慢性疾患の発生率が上昇していることがわかりました。このような発生率の急速な変動は、集団間の遺伝的差異によるものではないと推測されます。むしろ、この変化は生活習慣の違いによって起きている可能性があり、米国のハーバード大学のリム氏はそのおもな原因を、食事因子と運動不足にあると指摘しています。

世界中で関心を集めている食生活といえば、地中海式の食事と和食です。家族で食べる食事は、おいしいのはもちろん、バラエティーに富んでいて飽きのこないものでなければなりません。さらに、各家庭の家族構成や好みの副菜を加えた献立になります。

地中海式食事は、一般に地中海式ダイエットとして知られ、穀類のシリアル、豊富な野菜、豆類、果物、オリーブオイルを中心に乳製品、肉や魚をバランスよく組み合わせたものです。ここでいうダイエットとは、食事制限のことではなく、健康のための食事法をいいます。

一方、和食は穀類のライスに、野菜と魚を取り合わせたものが中心で、地中海式と似たところが多いのです。また、おもてなし料理の本膳では、栄養より嗜好価値が重んじられ、野菜と魚の献立が主体となっています。どちらも栄養バランスの良い健康食です。

プロムナード

百寿者の食生活から学ぶ

日本は男女とも世界有数の長寿国となりました。１００歳老人、いわゆる百寿者は二〇〇三年には２万５６１人に達し、老人福祉法が制定された一九六三年の１６３人にくらべ、この四〇年間で百寿者は約１２６倍ものびています。

平均寿命がのびている要因は、①男女とも６０歳以上の死亡率の改善、②男性のがん死亡、女性の脳血管疾患死亡の改善などが、大きく寄与しています。今後の平均寿命は、中高齢者層の生活習慣病による死亡率の動向に左右されるといわれ、「二一世紀における国民健康づくり運動」では、がん、心臓病、脳卒中、糖尿病の予防対策に関する目標値が設定されています。

長寿の研究で有名な東北大学の近藤正二教授は、戦後の二七年間で日本中の１０００町村近くの食習慣を踏査し、長寿村の食生活の特徴を明らかにしました。それによると、第一に米を多食しない、第二に魚・大豆などのたんぱく質食品を豊富に摂る、第三に野菜、とくに緑黄色野菜の摂取に心がけることにありました。

プロムナード

近年、この長寿村の調査結果が、世界的なコホート追跡研究により、その妥当性が確かめられています。健やかな長寿のための食生活は、日本の伝統的な和食、ごはんに魚や大豆などのたんぱく質、緑黄色野菜にあることを肝に銘じたいものです。

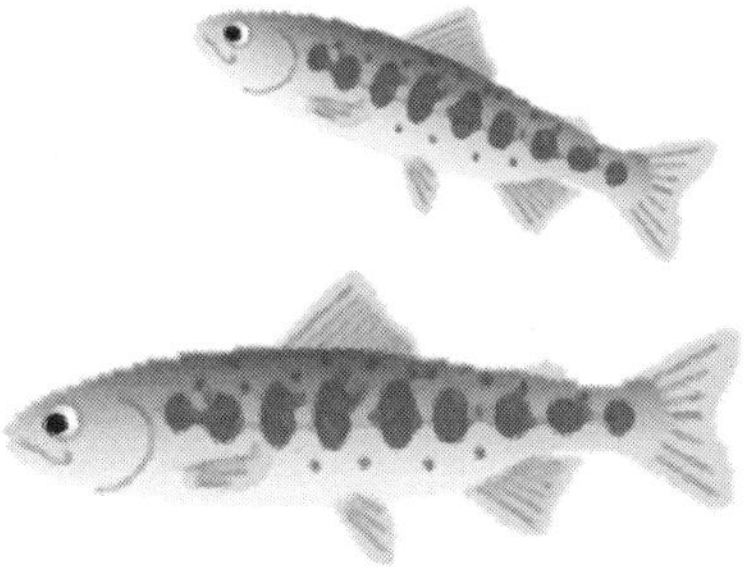

二　魚介類のすばらしい特性とは

消化がよく、良質のたんぱく質が豊富

動物性食品には三大栄養素のうちの、たんぱく質と脂質が多く含まれています。さらに五大栄養素のミネラルとビタミンも豊富です。

日本で最も多く食べられている動物性食品といえば魚介類ですが、良質のたんぱく質が平均で２０％も含まれています。たんぱく質には動物の発育に関係の深い必須アミノ酸が多く含まれ、魚介類の脂質は、おもにからだを動かすエネルギーとして使われます。魚介類は消化が良く、肉類にくらべて水分量はいくぶん多いのが特徴です。

また、ミネラルともいわれる無機質は、骨や歯の主成分であるカルシウムやリンに富んでいて、体内の水分や電解質のバランスを調整し、ホルモンの成分にもなります。無機質は小魚から豊富に摂ることができます。

さらに、魚類の内臓にはビタミンA、B_2、Dが豊富に含まれています。これらは人間の成長や健康維持には欠かせないもので、たんぱく質や脂肪が代謝されるときに補酵素として働きます。

そのほか、昔から有名な肝油は、タラ・イシナギ・オヒョウなどの肝臓から抽出した魚油で、ビタミンAとビタミンDを多く含んでいます。

貝類にはビタミンB_1やB_2が豊富ですが、とくに貝のカキにはグリコーゲンが約５％も含まれていますし、たんぱく質も多く含み栄養価に富んでいます。

表2は魚介類に多い栄養成分と多く含む種類、さらに、その欠乏症を示しています。

油脂はバラエティー豊かな食生活には欠かせないもので、平均的な日本人が１日に摂る脂質の量は、一九五五年は約２０ｇ、一九七五年には５５ｇでしたが、現在では平均６０ｇといちじるしく増加しました。これはエネルギーにして５４キロcalに相当します。一般に脂肪の摂取量は、成人では摂取エネルギーの２０〜２５％が望ましいといわれています。食事から摂る脂質の９２〜９６％は、飽和脂肪酸や不飽和脂肪酸をさまざまな割合で含むトリアシルグリセロールが主成分となっています。その他４〜６％がリン脂質、０・５％がほぼ同量の動物性ステロールと植物性ステロールです。

表２　魚介類に含まれるおもな栄養成分欠乏症

栄養成分	多く含む魚介類	欠乏症
ビタミンA	ウナギ、ウニ、魚の肝臓	夜盲症、網膜機能低下、皮膚疾患
ビタミンB_{12}	カキ、シジミ、アサリ、カツオ、サンマ	悪性貧血、知覚異常、精神障害
ビタミンD_3	ベニザケ、クロカジキ、ニシン	骨軟化症（くる病）、骨粗鬆症
ビタミンE	ウナギ、ニジマス、アユ	歩行失調、位置感覚障害、貧血
カルシウム	小魚、ドジョウ	成長障害、骨や歯の弱体化
鉄	ドジョウ、イカナゴ、シジミ	貧血、口腔疾患
亜鉛	カキ、カニ、イワシ類	味覚障害、発育不全、生殖機能低下
セレン	イワシ、ニシン、マグロ、ワカサギ	心筋障害、筋肉障害

（農林水産省　2004）

昆布は高脂血症や肥満を予防

海藻は古くからからだに良い食べ物とされてきました。中国の始皇帝の時代、昆布がバセドー病（甲状腺機能亢進）の特効薬とされ、昆布に豊富に含まれるヨードが「神仙薬」の一つとして珍重されたのです。いまでは昆布のおもな成分も明らかになり、アルギン酸・マンニットなどの炭水化物、たんぱく質と灰分、および少量の脂質を含み、カロリーは低く、高脂血症、糖尿病、高血圧、肥満などの生活習慣病防止に有益なこともわかってきました。

日本近海には約１０００種もの海藻が生育し、その体色により緑藻類、褐藻類、紅藻類に分けられます。私たちが一般に昆布といっているのは、褐藻類に分類される寒流系の海藻です。分類上、コンブ科は１０属

27種あり、日本の昆布の90％以上は北海道で生産されています。

褐藻類のガゴメコンブやモズクなどには、胃潰瘍や胃がんの原因になるピロリ菌を抑える抗腫瘍活性があります。また、アマノリから得られるある種のペプチドには血圧を下げる作用がみられます。

昆布のうま味の主成分は、一九〇八年池田菊苗氏によって発見されたグルタミン酸ナトリウムに代表されますが、アルギニン、マンニット、カリウム、ナトリウム、アスパラギン酸、およびアラニンやプロリンなども含まれます。

マグロ、サバ、マイワシが中性脂肪を減らす

現在の栄養学は、食品の脂肪を動物性や植物性とか、コレステロールが多い少ないなどによって分けることはしていません。脂肪に含まれる成分の「脂肪酸」の種類で大きく、飽和脂肪酸と不飽和脂肪酸に分類しています。

飽和脂肪酸は獣肉類、卵、乳製品などに多く含まれ、高カロリーなため、摂りすぎには注意が必要です。しかし、飽和脂肪酸は体内に入ると、コレステロールをためにくい一価不飽和脂肪酸であるオレイン酸に変わります。不飽和脂肪酸は毎日の食生活でもなじみの深い植物油で、

植物プランクトン、魚介類、シソの実などに多く含まれています。

一方、疫学的研究から不飽和のn‐3系脂肪酸に富む魚油の摂取量を多くすることが虚血性心疾患のリスクを低下させる作用があることがわかってきました。中性脂肪の高い人が魚油を適度に摂ると、中性脂肪値はいちじるしく低下すると報告されています。

不飽和脂肪酸の代謝で生成されるエイコサペンタエン酸（ＥＰＡ）やドコサヘキサエン酸（ＤＨＡ）は、体内の中性脂肪を減少させ、低密度リポたんぱくコレステロール（悪玉コレステロール）の生成を抑えてくれます。悪玉コレステロールが高くなると、動脈硬化のリスクが増してきます。ＤＨＡを多く含む魚類は、マグロ、ブリ、サバなどで、それらの油脂中にはグリセリドの形で豊富に存在します。

ここで脂肪酸の代謝過程を整理しておきましょう。植物油にはリノール酸（n‐6系脂肪酸）やα‐リノレン酸（n‐3系脂肪酸）が多く含まれています。これらの植物油は体内に入ると、リノール酸がγ‐リノレン酸からアラキドン酸（ＡＡ）に変わります。一方、α‐リノレン酸はＥＰＡになり、さらにＤＨＡに変わります。このようにリノール酸は体内の代謝過程で、最終的には動脈硬化や高血圧症の原因になるアラキドン酸に変わります。そのため、リノール酸についても問題になるわけです。

人を含め哺乳動物は、リノール酸やα‐リノレン酸を体内でつくる能力がないため、この栄養成分は食事から摂らなければなりません。このような多価不飽和脂肪酸を必須脂肪酸といいます。必須脂肪酸に富む魚介類や海藻類を摂るとＥＰＡ、ＤＨＡなどが供給されます。しかし、生活習慣病患者とその予備群、乳児や高齢者では、体内で合成にかかわる酵素の働きが低いこともあって、ＡＡやＥＰＡ、ＤＨＡなどの不足が懸念されています。食生活ではリノール酸をできるだけ減らし、α‐リノレン酸やＥＰＡ、ＤＨＡを多く含む食物、とりわけ魚介類を摂るようにすることが大切です。

プロムナード

飽和脂肪酸と不飽和脂肪酸

栄養学の「脂質」は、食用油脂などのように脂肪と呼ばれることがあります。脂肪の性質は結合している脂肪酸の種類と量によって決まり、大きく飽和脂肪酸と不飽和脂肪酸に分けられます。

飽和脂肪酸はバター、牛脂、豚脂、卵油などの動物性の油脂に比較的多く含まれ、一般に固形（脂）です。これらの脂肪はコレステロールや血圧を上げる脂肪酸として、最近は敬遠されがちです。

不飽和脂肪酸は大豆油、米ぬか油、コーン油、サフラワー油などの植物油や魚油、鯨油に多く含まれ、一般に液体（油）で常温では固まりません。

図5のように不飽和脂肪酸には、リノール酸系列のｎ‐６系脂肪酸とα‐リノレン酸系列のｎ‐３系脂肪酸があります。この二種は体内で互いに変換できませんが、異なる生理活性があります。ただし、ｎ‐６系脂肪酸のアラキドン酸や、その原料となるリノール酸を摂りすぎると血液が固まりやすくなり、炎症を起こしやすくなります。

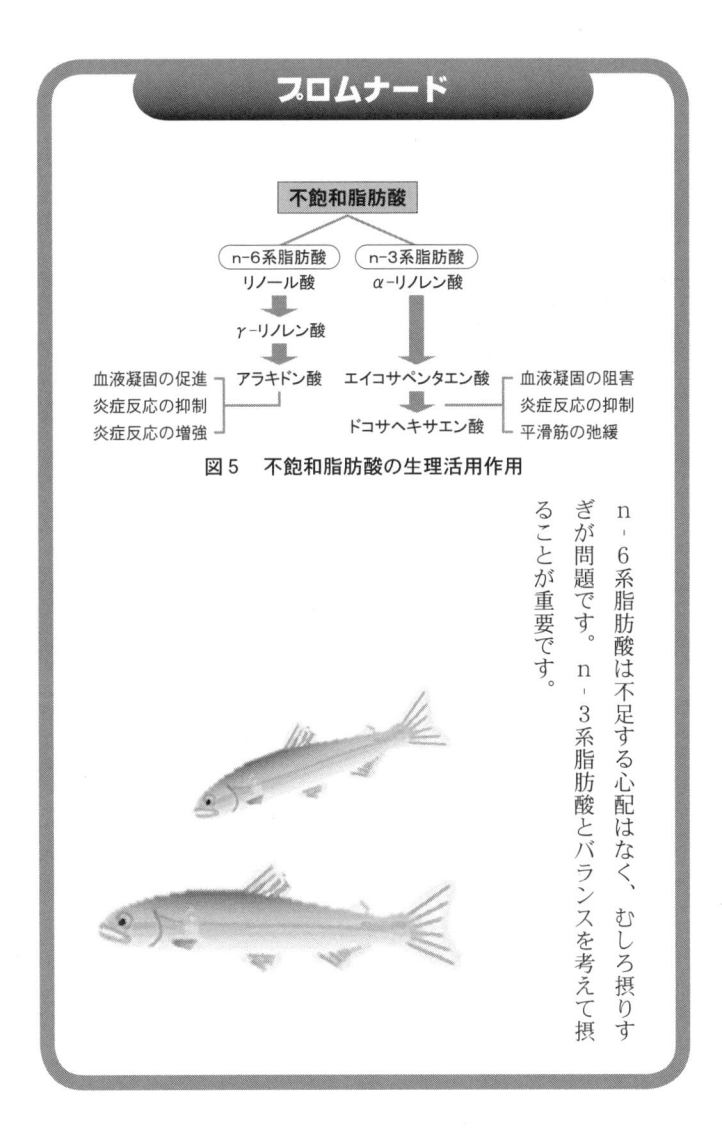

プロムナード

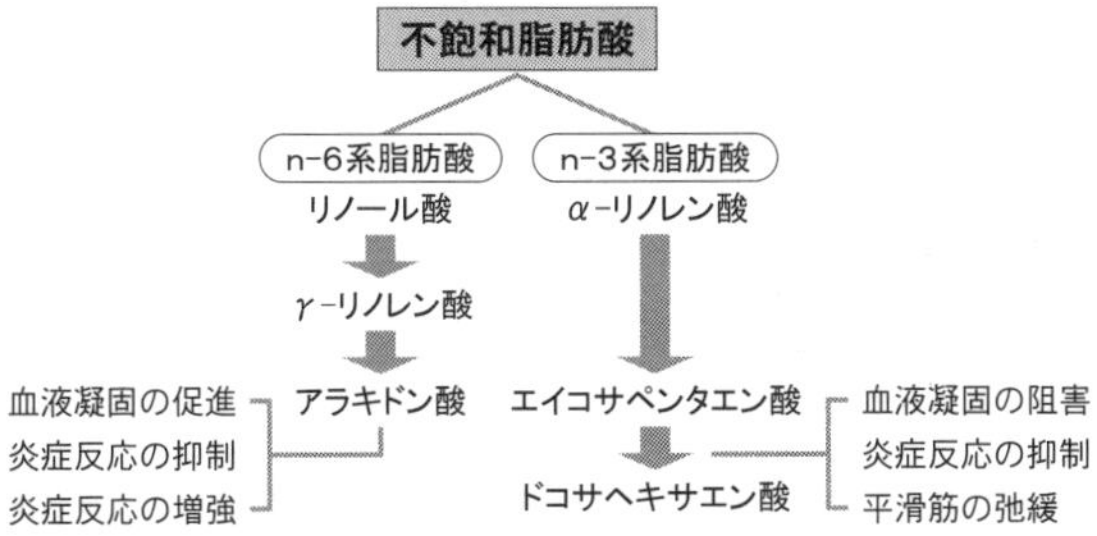

図５　不飽和脂肪酸の生理活用作用

n-6系脂肪酸は不足する心配はなく、むしろ摂りすぎが問題です。n-3系脂肪酸とバランスを考えて摂ることが重要です。

ＤＨＡとＥＰＡが冠動脈疾患を予防

ＤＨＡはマグロの頭部などから抽出される魚油に含まれる成分で、ＥＰＡは一般的にイワシの魚油から抽出されます。これらの成分はともに動脈硬化、心筋梗塞、脳梗塞などを予防する効果があると注目されています。**表3**に魚類中のＤＨＡとＥＰＡ含量を示しましたが、ともに多いのはマグロ（脂身）、サバ、マイワシ、ブリなどです。

日本では一九九〇年、ＥＰＡエチルエステル（純度９０％）が高脂血症などを適応症とした医薬品となりました。欧米ではＥＰＡ製剤による臨床上の介入試験が数多く行われていますが、ここでは、「高純度ＥＰＡ製剤」の冠動脈疾患に対する長期的効果を検討した日本ＥＰＡ剤介入研究（ＪＥＬＩＳ）をみて

表３　魚類別ＤＨＡとＥＰＡの含有量（mg／100g可食部）

食　品	ＤＨＡ	ＥＰＡ
マグロ（脂身）	2877	1288
ブリ	1785	898
サバ	1781	1214
サンマ	1398	844
ウナギ	1332	742
マイワシ	1136	1381
ニジマス	983	247
サケ	820	492
アジ	748	408
アナゴ	661	472
カツオ	310	78
マダイ	297	157
コイ	288	159
カレイ	202	210

（鈴木平光　1995）

みます。

研究は登録患者約1万8500人、参加医師約5000人、試験実施期間約5年、追跡率は91％という国内最大級の臨床試験で、その成果は米国心臓病協会二〇〇五年研究会に採択され、発表内容が世界各国のメディアの関心を集めました。

魚油およびn‐3系脂肪（EPA、DHA）酸の摂取が、心血管系疾患に予防効果を示すことが明らかになり、冠動脈疾患患者の冠動脈疾患の減少が19％にみられたのです。スタチンという還元酵素阻害剤投与、EPA剤との併用投与などを通してわかったことは、総コレステロールが高い患者では、併用投与で主要な心血管系疾患の発現率が明らかに減少したことです。また、冠動脈疾患の抑制はEPA独自の働きによるものとしていて、これらの所見は従来の報告と一致しています。

DHAとAAは乳児の知能と運動機能を高める

胎児は母体から胎盤を経由して栄養物質を供給しています。また、乳幼児は母乳からDHAやAAを供給しています。しかし、乳幼児の場合には、体内に摂り入れたリノール酸やα‐リノレン酸をDHAやAA（アラキドン酸）に変換する能力が低いのです。そのためAAの供給

図6　サプリメントDHA、DHA＋AAの幼児知能と運動発達に及ぼす影響

(Birchら, 2004)

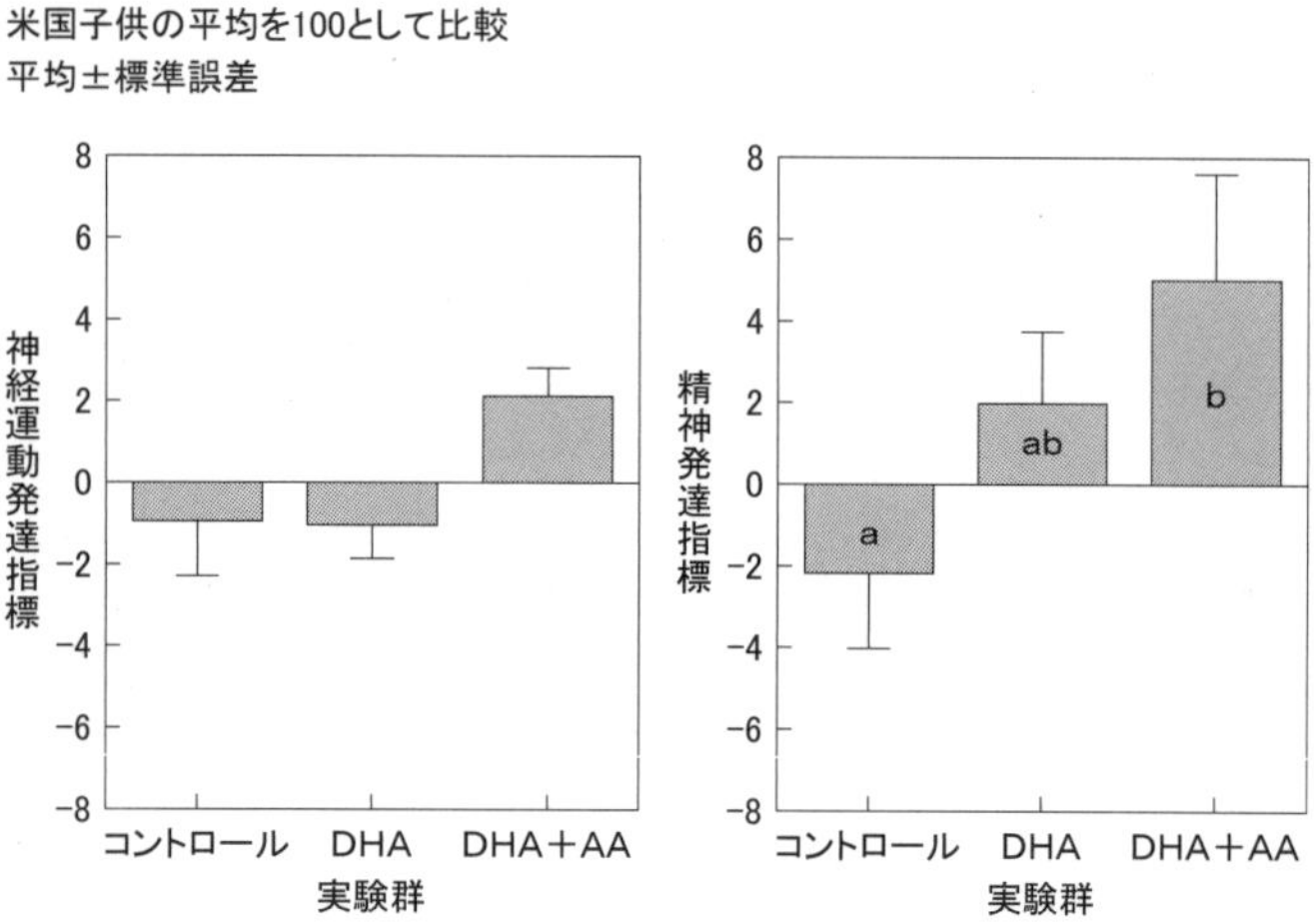

が不十分な早産児では、身長や体重などの成長が阻害されることがあります。

一方、授乳期にDHA、DHA＋AAを与えると、**図6**のように乳児（18ヵ月目）の知能・運動発達が有意に向上します。このことは、妊産婦はもちろん、幼児にもDHAやEPAを含むマグロや青魚が有益なことを示しています。

カナダのブリティシュ・コロンビア大学のホール氏は、「妊娠の段階で栄養不足になるとその子孫は高血圧症や糖尿病、心血管疾患などの生活習慣病のリスクが上昇する可能性がある。胎児の生存に十分な量の栄養素が母体から得られない場合、これらの栄養素を効率よくとらえるために受容体が増えてくる。これら

の胎児は通常より増えた受容体をもったまま成長することになり、成人になってもより多くの栄養素を細胞内に取り込もうとするようになってしまう」と述べています。いずれにしても、妊産婦は栄養価に富み、子どもの知能や運動発達に有効な魚介類を食べることが必要です。

プロムナード

妊婦の魚介類の多食が子どもに好影響

魚介類は精神発達に重要なｎ‐３系脂肪酸の宝庫ですが、一部の魚介類に含まれるメチル水銀による胎児への影響が懸念されていることは後述（１９０ページ）の通りです。実際に米国では、妊婦の魚介類の摂取量は週に３４０ｇ（１日約５０ｇ）に制限するよう助言しています。

子どもの精神発達に関する最新の知見が、米英の研究陣から報告されました。英国の「親子の疫学調査」では妊婦１万１８７５人を対象として、妊娠３２週目に魚介類の摂取状況を調べています。魚の摂取量が週３４０ｇ未満群とそれ以上の摂取群に分けて、生後６ヵ月～８歳の子どもの発達度や行動、および認知機能を検討しました。

その結果、子どもの言語能力が最下位（四分類）に入るリスクは、妊娠中の魚介類の摂取量が週３４０ｇ以上の群を１とすると、週３４０ｇ以下の群は１・０９、魚介類を摂取しない群では１・４８となり、魚介類の摂取が少ない群では言語能力のリスクが高くなることが明らかになりました。この調査はさまざまな交絡因子を調整して

プロムナード

検討された知見で、妊婦の魚介類の摂取量が少ないことは、子どもの社会的行動、緻密な運動機能、コミュニケーション、社会発達能力が悪化するリスクの上昇と関係していました。この調査をした英国のヒベルン氏らは「妊娠中に魚介類を週３４０ｇ以上摂取することが子どもの発達に有益であることがわかった。妊娠中の摂取が少ないことによる子どもの発達へのリスクは、魚介類の摂取による有害性のリスクよりも大きい」と結論づけています。

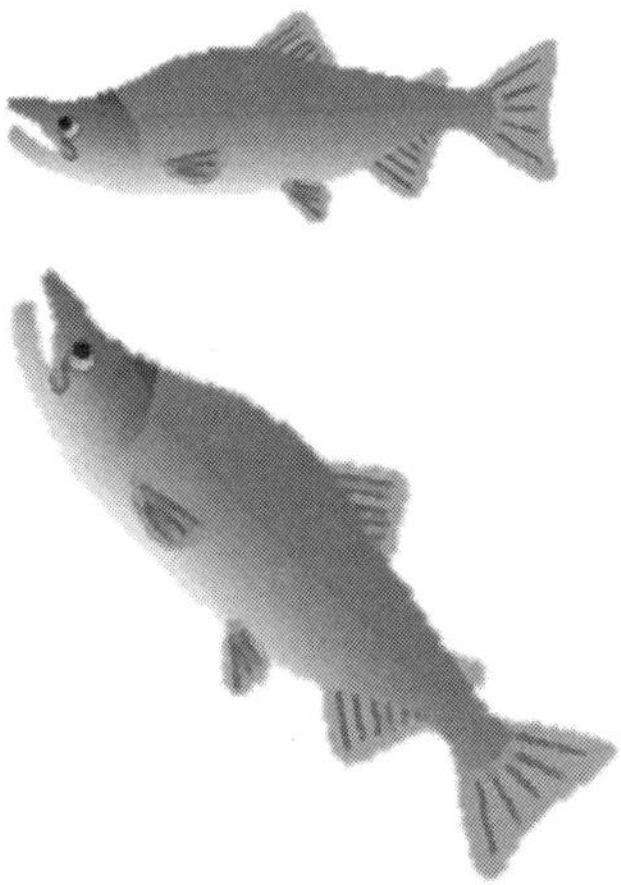

魚を食べると頭がよくなる!?

ロンドンの動物園付属ナフィールド比較医学研究所のクロフォード教授は、著書『原動力』のなかで「日本人の子どもが欧米人の子どもにくらべて知能が高いのは、日本人が魚を多く食べてきたことが、その理由の一つである」と述べています。

マグロの頭部などに高濃度に含まれるＤＨＡが、人間の大脳、網膜、神経、心臓、精子や母乳などの重要な組織中に多く含まれ、局在していることがわかってきました。脳内では、とくに記憶や学習機能にかかわる海馬にＤＨＡが集中していることから、ＤＨＡが記憶や学習機能に密接に関係していると考えられています。

このＤＨＡは、人間の体内ではつくることができないため、魚介類から摂取しなければなりません。一方、牛豚鶏などの肉には脂肪としてＡＡが豊富に含まれていますが、これらの肉のＡＡは、体内でＤＨＡとお互いに交換できないのです。そのため、人間の体内のＤＨＡ量は、ＤＨＡを含む魚類の摂取量を反映したものということです。

「頭がよくなる魚のＤＨＡを摂る日本の子どもたち」と書評で伝えたニュースにより、魚介類のもつ生理機能物質が一躍脚光を浴びました。

DHAで「キレる子」を防ぐ

最近は、ささいなことでキレる子どもが増えています。キレるとは衝動や攻撃性の表れですが、「魚を積極的に食べてDHAを摂取すれば、キレる心を抑える可能性がある」ことを裏づける貴重な研究の成果が報告されました。

富山医科大学の浜崎智仁氏らは、まず、進級や卒業試験の直前の医学生を対象に、魚油のDHAを摂取する群と摂取しない群とに分けて、そのストレスの影響を心理テストで検討しました。その結果、両群は知能面では差がありませんでしたが、情緒面には大きな違いがあることがわかりました。DHA非摂取群には攻撃性や敵意性の上昇がみられましたが、DHA摂取群ではまったく変化がありませんでした。

そこで今度は、富山市内の小学四～六年生の179人を対象に、同様の心理テストを行っています。生徒たちは、魚油DHA（週に3・6g）入りのパン・ソーセージ・スパゲティ摂取群と、DHAを含まない同じ食品摂取群の二つに分けられ、調査には誰がどちらの食品群を食べているか、また、自分がどちらを食べているかわからない、二重盲検法がとられました。

食品を食べはじめてから3ヵ月後に、心理テストとして、①人が話しているのを途中でさえぎらないか。②ゲームなどをするとき、自分の順番が来るまでじっと待てるか。このような質問を親に答えてもらっています。その結果、DHA摂取群では、摂取前にくらべて衝動性が明らかに低下していました。

マグロはドライアイや眼病を予防

米国内では、800万人以上の女性がシェーグレン症候群に悩んでいます。これはドライアイ症候群ともいわれ、結膜や角膜がカサカサになり、重症では角膜損傷や失明にいたる恐れがあります。正常な目の場合は、被膜には十分な量と適切な質の涙液があるのですが、涙液が不足したり不適切な状態になると、目の粘膜に異常が生じます。

英国のブラデス氏らは二〇〇一年に、グラスゴーに住む軽度のドライアイ患者(38~69歳の女性30人、男性10人)に抗酸化性補助食品を投与し、抗酸化物質が涙液の安定性と目の粘膜の健康状態を改善することを明らかにしています。

米国のミルヤノビック氏らは、「女性の保健研究」に参加した医療従事者3万2470人を対象に、食事中の脂肪酸の組成とシェーグレン症候群の発現率との関係を検討しました。

その結果、n-3系脂肪酸の摂取量が最も多い群は、最も少ない群にくらべてドライアイ症候群の発生率が２０％も低いことわかりました。食品別ではマグロに高い予防効果を認め、週に５回以上食べる女性は、週に１回の女性にくらべて発生率が６８％も低くなっています。ＤＨＡやＥＰＡなどのｎ‐３系脂肪酸の含有率が低い魚類では、予防効果があまり認められませんでした。

また、脂肪酸のｎ‐６系とｎ‐３系の摂取比が、米国人の平均的な値である１５対１を超えている人では、ドライアイ症候群のリスクが2・5倍も上昇していることがわかりました。このことについて、ミルヤノビック博士は「魚やクルミに豊富なｎ‐３系脂肪酸を多く摂るとドライアイ症候群の予防効果が期待できる。しかし、多くの調理用油やサラダ油、牛豚鶏などの肉に含まれるｎ‐６系脂肪酸を多く摂ると、ドライアイ症候群のリスクが逆に高まる」と述べています。

近視や乱視、老眼などの眼の衰え、さらに白内障、網膜剥離などの眼の障害は、活性酸素と密接な関係があります。以前は高齢者に多かった眼の衰えや病気が、パソコンやテレビゲーム、携帯電話など眼を酷使する機会が急増した現在では、３０代の若さで眼に不調をきたす人が増えています。

眼の健康を維持するためには、規則正しい生活を心がけ、紫外線を浴びすぎないなどの注意も必要ですが、バランスのとれた食事を摂ることも重要です。視覚機能を向上させるＤＨＡやＡＡが豊富なマグロや青魚類を、日ごろから意識して食べるようにしたいものです。

n-3系脂肪酸が運動誘発性喘息を軽減

冬場などの空気が冷たく乾燥した時期で、運動したときに発生し、30〜40分後に自然におさまる発作を運動誘発性喘息といいます。これは、運動誘発性気管支収縮とも呼ばれ、喘息患者の約80%、喘息でない人の10%、また一流運動選手の10%以上にもみられます。ヨーロッパの典型的な食事は、n-6系脂肪酸の含量がn-3系脂肪酸の20〜25倍も多く、炎症を誘発しやすいのです。

米国のインディアナ大学のミクレボロウ氏らは、運動誘発性喘息による気道炎症をもつ患者が魚油を含む食事を摂っていると、喘息症状がかなり緩和されることを突き止めました。n-3系脂肪酸が豊富な魚油を含む食事を三週間摂ったところ、軽度〜中等度の持続性喘息をもつ成人患者の呼吸機能は約64%も改善し、緊急吸入器の使用が31%も減少したのです。

喘息にみられる気道炎症やその後に起きる気道閉塞は、気道炎症誘発細胞によって引き起こされますが、1日あたりEPAを3・2gとDHAを2g含んだ魚を食べ続けると、患者の唾液中の炎症誘発細胞が明らかに減少することがわかりました。これは意義ある知見であると、ミクレボロウ氏は述べています。

プロムナード

すしはマグロを絶滅させるのか

第1回世界マグロ漁業国際会議が一九九一年に東京で開催され、日本をはじめ韓国、台湾、米国、カナダなど18ヵ国・地域のマグロ生産流通団体代表が参加してマグロ漁と環境保護などをテーマに討議されました。このころから「すしがマグロを絶滅させる」と国際的非難が日本に向けられています。

もともとマグロ市場は、刺身用と缶詰用との二種に大きく分けられます。日本人に最も親しまれているホンマグロ（クロマグロ）は地中海と北西大西洋で捕獲され、最高級のトロが取れることからその需要は日本市場でとくに多いのです。クロマグロからトロが取れるのは10％、そのため必然的にトロが高値を呼び、より高値で売ろうと、アジア諸国など六〇数ヵ国がマグロを日本市場に運び込んでいます。このことが、先進国をして「すしがマグロを絶滅させる」と非難している理由なのです。

三　魚介類に豊富な機能成分と効能

魚介類に豊富に含まれるおもな機能成分は表４のように、ドコサヘキサエン酸（ＤＨＡ）、エイコサペンタエン酸（ＥＰＡ）、タウリン、アスタキサンチンなどです。

ＤＨＡ――脳の伝達をスムーズにする

マグロの頭部などに高濃度で含まれるＤＨＡ（ｎ‐３系脂肪酸）は、ヒトにおいては大脳（脳灰白質部）、網膜、神経、心臓、精子、母乳中に多く含まれ、局在しています。

魚油にはＤＨＡが豊富に含まれ、一方、陸生動物の脂肪にはアラキドン酸（ＡＡ、ｎ‐６系脂肪酸）が豊富に存在しています。

ところで、ＤＨＡはヒトの体内ではほとんど合成することができないこと、ｎ‐３系脂肪酸とｎ‐６系脂肪酸は交換し合わないことは前にも述べました。

ＤＨＡの効能は多いのですが、とくに脳の伝達をスムーズにする効果が注目されています。

表4　魚介類に含まれる機能成分と効果

機能成分	多く含む魚介類	期待される効果
ＤＨＡ	クロマグロ（脂身）、スジコ、ブリ、サバ	脳の発達促進、痴呆予防、視力低下予防
ＥＰＡ	マイワシ、クロマグロ（脂身）、サバ、ブリ	血栓予防、抗炎症作用、高血圧予防
タウリン	サザエ、カキ、コウイカ、マグロ（血合）	動脈硬化・心疾患予防、胆石予防
アスタキサンチン	サケ、オキアミ、サクラエビ、マダイ	生体内抗酸化作用、免疫機能向上作用

（農林水産省　2004）

これまでに明らかにされた効果には、①機能の向上、老人性認知症の改善、神経の発達、②血流の改善、心臓病の予防、③抗アレルギー作用、網膜反射能、視覚機能の向上などがあげられます。

ＤＨＡは脳内の神経やシナプス（神経細胞と神経細胞のつなぎ目）の膜形成に必須で、神経機能を正常にする働きがあります。脳膜細胞に存在するＤＨＡの量は、脂肪酸中の５０％以上にのぼり、脳神経細胞中のＤＨＡよりはるかに多い量です。しかし、その機能と作用機構には、まだ不明な点もあります。

また、ＤＨＡは血管壁をつくっている細胞や赤血球などの細胞膜を柔軟にし、血液の流れを改善します。そのほかにも、ＤＨＡが記憶や学習をつかさどる脳中枢の海馬に集中していることから、記憶や学習機能とも密接な関係があることもわかります。

このように、ｎ－３系脂肪酸のなかでもＤＨＡは、神経系に対する薬理作用にすぐれています。それというのは、魚油中の

ＤＨＡが血液脳関門や血液脳膜関門を通過できるからです。ヒトを含む動物で、ｎ－３系脂肪酸の摂取が欠乏した場合、脳の正常な発達に影響を与えることがわかってきました。これは、ｎ－３系脂肪酸が脳内の神経伝達物質であるセロトニンの代謝に影響を与えるためではないかと考えられています。

網膜反射能と視覚機能については、すでに述べたように、魚油が目の健康を向上させ、眼精疲労が解消されることが報告されています。

米国のテキサス大学のホフマン氏によると、母乳またはＤＨＡ添加人工乳を与えた乳幼児と、非添加人工乳を与えた乳児２９名について、生後１７週（一部６週、５２週）目に網膜の活動電位を描画する網膜電図検査をしました。その結果、一般的な人工乳（ＤＨＡ・ＡＡ無添加）投与群は、ＤＨＡ高含有人工乳（脂肪酸中０・３５％）投与群、ＤＨＡ・ＡＡ高含有人工乳（ＤＨＡは脂肪酸中０・３６％、ＡＡは０・７２％）投与群、母乳投与群などの三群にくらべて１７週、５２週のいずれの時期も網膜機能の低下がみられました。

ＤＨＡにはアレルギーの予防効果も期待されています。これは、ＤＨＡがＡＡと拮抗してプロスタグランジンやロイコトリエンの産生を抑えるためです。

ＥＰＡ――血流を改善し、心臓・脳血管系疾患を抑制

あらゆる生き物の体内にはＥＰＡが存在します。ＥＰＡを含む食品を長く食べ続けると、その脂肪酸は小腸でリポたんぱく質となってリンパ管に移り、血中に現れるといわれています。その後、血中のいろいろなリポたんぱく質を介してあらゆる臓器に取り込まれます。

ＥＰＡに期待される効能は、①血流の改善、②心臓・脳血管系疾患に対する抑制作用、③抗うつ作用、④自己免疫疾患（関節リウマチ、潰瘍性大腸炎、乾癬など）の改善、⑤抗アレルギー作用などが報告されています。

ＥＰＡの抗うつ作用に関するメカニズムはまだ解明されていませんが、ヒトを含む動物ではｎ－３系脂肪酸の摂取欠乏があると、ＤＨＡと同じように脳の正常な発達に悪影響を与えることがわかってきました。

アレルギーに関連して、ＡＡと拮抗し、シクロキナーゼ、あるいはリポキシゲナーゼなどの酵素を抑えます。その結果、炎症のメディエーター（調整役）の産生を抑制すると考えられます。

日本材料技術研究協会の長倉稔氏は、喘息の小児２９人を対象に、ＥＰＡ（体重１kgあたり１７・０～２６・８５㎎）含有の魚油とカプセル群、ＤＨＡ（体重１kgあたり７・３～１１・５㎎）

含有の魚油カプセル群、プラセボ（偽剤）カプセル群のグループをつくり、これらを１０ヵ月間飲んでもらい喘息症状の出方を比較しました。

その結果、喘息症状の表れるスコア（数値）はＥＰＡ、ＤＨＡ投与群で明らかに低く、また、喘息時に上昇するアセチルコリン物質が低下してきました。とくに血中ＥＰＡ濃度が高い群において、喘息の改善が認められました。

タウリン――コレステロール値低下や血圧降下作用

魚肉にはタウリンという含硫アミノ酸が豊富に含まれていますが、このタウリンは、良質のたんぱく質源としては牛肉や豚肉よりもすぐれています。タウリンは一八二七年にドイツで子牛の胆汁から発見された非たんぱく窒素化合物で、いろいろな肝臓の機能と深い関係があることが明らかにされました。

米国のマウント・サイナイ大学のゴール氏によると、タウリンは母乳にとって予想以上の重要な成分であり、母乳中のタウリンの量は人工乳のベースである牛乳の約二倍も含まれています。胎児の肝臓と脳には、大人の肝臓と脳よりも大量のタウリンが含まれています。さらに、胎児の脳のタウリン濃度が最高であることは、たいへん興味深いことです。

タウリンがかかわる肝臓の機能は大きく三つあります。①コレステロールが胆汁液（消化液）に変わる代謝をスムーズにし、胆汁の分泌を促進する。②カルシウムの作用を調節し、心機能を高め、肝機能を維持する。③肝臓病でみられる破壊された肝細胞の膜の再生をうながし、機能を正常化して傷んだ肝臓を修復する。

すべての肝臓病では飽和脂肪酸が増え、多価不飽和脂肪酸が減るという変化がみられます。この点からも、多価不飽和脂肪酸を大量に含む魚類や大豆は、肝臓病の治療に有益な食品といわれています。

タウリンは魚介類、とくにタコやイカなどの軟体動物、貝類、エビやカニ類などの甲殻類に高濃度に含まれます。牛肉や豚肉にもタウリンは含まれていますが、肉類にはコレステロールも大量に含まれています。このコレステロールが肝細胞の膜を硬く変質させ、正常化を妨げます。さらに、牛肉や豚肉は脂肪も多く含んでいて、同時に脂肪代謝に不可欠なビタミンB群は多いのですが、消化・吸収の面では魚介に劣ります。

タウリンを食品から摂る場合は、食品に含まれるタウリンとコレステロールの比率を考慮しなければなりません。この比率について、日本の国立栄養研究所の試算によると、2・0以上あれば、血中のコレステロールの低下作用がみられ、肝臓に良いと報告されています。魚介類はタウリン量のコレステロール量に対する比率が2・0以上を示すものがほとんどで、とくにカキ、ハマグリ、アサリなどの貝類はきわだった高い数値となっています。

タウリンの一般によく知られている効能は、血中コレステロールの低下や血圧降下作用です。そのほかに、タウリンが脂肪細胞や骨格筋で糖質の代謝に対してインスリン様の作用を示すことが報告されており、糖尿病の治療に応用できる可能性があるとして注目されています。さらに、筑波大学の松崎靖司氏らは、肝硬変モデルラットを用いて肝繊維化に対するタウリンの影響を検討しました。その結果、タウリンが肝硬変にともなう肝繊維化を抑制することを明らかにしています。

アスタキサンチン——活性酸素による老化やがん予防、動脈硬化を抑制

サケの身の色をサーモンピンクといいますが、サケの身とその卵のイクラやスジコ、タイやキンメダイ、メバルの皮、エビやカニなどの甲羅や身の赤橙の色素成分がアスタキサンチンです。

この色素は、ビタミンEの1000倍もの抗酸化作用をもつことが明らかにされました。抗酸化作用は、悪玉の活性酸素に起因する老化、がん、動脈硬化、腎障害などを抑制するといわれます。ビタミンCやビタミンEなどの植物性成分と同様に強い抗酸化作用を示す物質が、動

物性成分のなかにもみつかったことは、大きな意義があります。

大阪大学の永井克也氏と茨城キリスト教大学の板倉引重氏は、アスタキサンチンの悪玉コレステロールの酸化におよぼす影響を調べ、動脈硬化の抑制に有効なことを確認しました。この調査は、成人13人（20〜30歳代）を五群に分けて、アスタキサンチンを一人1日あたり0・6㎎、1・8㎎、3・6㎎、7・2㎎、14・4㎎ずつ2週間摂ってもらい、試験前後の血中の悪玉コレステロールが酸化されるまでの時間を測定しました。その結果、五群すべてに悪玉コレステロールの酸化時間が延長し、とくに1日3・6㎎以上摂取していた群で明らかな延長が認められたのです。

D‐アミノ酸——神経やホルモンの働きを調整

これまでは、生物体内のアミノ酸は構造上すべてL型であり、D型のアミノ酸は非天然型と考えられていました。しかし、現在では生物界のいたるところにD型のアミノ酸（N‐メチル‐アスパラギン酸）がみつかり、その代謝や役割がわかってきました。生物界で発見例が多いD‐アミノ酸はおもにD‐アラニンとされています。

本来、ザリガニは淡水に生息していますが、海水に適応し、海水に耐えることにより、味がおいしくなることがわかってきました。このとき、ザリガニの体内にはアミノ酸、とくにアラニンの濃度がいちじるしく増えますが、その半分はD - アラニンといわれています。アミノ酸濃度の増加は、ザリガニが海水の高い浸透圧に対応するためと考えられ、体内の浸透圧調節に対するD - アラニンの役割が大きいことがわかります。

甲殻類や貝類、海藻のヒジキなどには、D - アミノ酸を大量に含むものが数多くあります。貝類中に含まれるD - アミノ酸を**表5**に示しました。D - アミノ酸は、哺乳類の体内における神経やホルモンの働きを調整する役割があります。さらに最近では、ペプチド、たんぱく質の構成成分として重要な役割を果たすD - アミノ酸残基があることも明らかにされています。

ビタミンD——骨粗鬆症予防に効果を発揮

ビタミンDはサケ、イワシ、カツオ、サバ、サンマなどの脂肪分の多い魚類に多く含まれています。ビタミンDには小腸内でのカルシウムとリンの吸収を促進し、骨を形成する働き（化骨）があります。

通常の魚食者では考えられませんが、最近の研究調査では、特別な危険因子をもたない人たちのなかにビタミンD欠乏症がみられるということがわかりました。世界各国のあらゆる年齢

表5　貝類中のD－アミノ酸含有量

貝　種	部　位	N-メチル-アスパラギン酸量 (nmol／g 湿重量)
アカガイ	足 外套膜 えら	90 111 82
サルボウガイ	足 外套膜 えら	203 107 42
ハマグリ	足 外套膜	43 107
ホタテガイ	足 外套膜	2 1
イワガキ	外套膜	88
ムラサキイガイ	外套膜	75
アサリ	足	0
セタシジミ	全身	0
サザエ	全身	0
エッチュウバイ	全身	0

（山田良平　2001）

層で、体内のビタミンD量が健康上の最適レベルに達していない人がかなりの数にのぼっています。二〇〇二年に米国ボストン市が行った冬季末の調査では、健康な18～29歳の男女156人のうち、36％の人がビタミンD欠乏症でした。

米国のミネアポリスでは、非特異的疾患である慢性筋骨格疼痛症候群にかかっている以外には健康体という、10～65歳の150人を対象に調査しました。その結果、軽度のビタミンD欠乏者がなんと93％にも達し、重度のビタミン欠乏症は対象者の28％に認められました。また、二〇〇四年当初に年1回の定期検診を受けた1〇代の健康な都市住民307人のうち、24%がビタミンD欠乏者で、重度の人が4・6%みつかっています。

ビタミンD欠乏は生後2ヵ月～2年の間に、骨の石灰化に障害が起きて骨の成長が悪くなり、クル病を引き起こします。不機嫌や不安感があり、よく泣きます。さらに、欠乏症は骨、乳房、大腸、前立腺、脳、筋肉、免疫系細胞をはじめとするカルシトリオール受容体をもつ体内組織に影響します。

ビタミンDの欠乏が成人で起こると骨軟化症になります。骨の硬度が減少するために背や足が痛く、足の骨が曲がったり骨折しやすくなったりします。

また、ビタミンDは細胞の増殖や分化、除去にも関与しています。がん細胞の増殖を強力に抑制するカルシトリオールが体内で不足すると、乳がん、大腸がん、前立腺がんや卵巣がんが悪化することもわかりました。

アイスランドの公衆衛生研究所のスタイングリムドッチリ氏らは、健康な人944例を対象として、血中ビタミンD濃度、副甲状腺ホルモン濃度とカルシウム摂取との関係を検討しました。その結果、「カルシウム摂取量が1日あたり800㎎未満でも、ビタミンDが十分にあれば、カルシウムの代謝に問題が生じないことが多い」とし、ビタミンDが骨粗鬆症の予防に重要な役割をはたすと結んでいます。ただし、高緯度地域における紫外線不足の冬季では、十分量のビタミンDを確保するためにサプリメントの摂取が必要であることも述べています。

　ビタミンDを得る最善の方法は、皮膚を直射日光にさらすことと、ビタミンDの豊富な牛乳を飲むことです。天然の食品中でビタミンDを大量に含有するのは、魚類では**表6**のように脂肪分の多いシオカラやマイワシ、カツオ、ウナギなどの身や魚油です。十分に日光を浴びて、これらの脂肪分の多い魚を毎日食べるように心がけたいものです。

亜鉛——酵素を活性化し、抗酸化作用がある

　イカ、エビ、アサリなどには亜鉛が多く含まれています。また、亜鉛は人体の各組織にも含まれていて、約３００もの酵素の働きにかかわっています。酵素の活性化のほか、抗酸化作用、味覚や臭覚の正常化、アルコールの分解など、さまざまな形で作用しています。ヒト亜鉛欠乏症に関するプラサド氏の報告によると、亜鉛は妊娠能力と関係があり、「男性の金属」といわれています。食物中の亜鉛が生殖器の萎縮などの不全を改善する効果があるようです。

　最近、高齢者の失明原因の一つとして、加齢黄斑変性という疾患があげられています。黄斑は網膜のなかでも最も重要な部分で、視力にかかわる細胞や色を見分ける細胞の多くは、この黄斑部分に集まっています。加齢黄斑変性とは、黄斑が障害を受けることで起こる疾患で、急

表6　魚介類中のビタミンD含有量（国際単位／100g 可食部）

食品の種類	ビタミンD量（IU／100g）		Ⅰ／Ⅱ比
	小林ら（Ⅰ）	三訂値（Ⅱ）	
マイワシ（生）	544	530	1.03
マイワシ（生干し）	736	160	4.60
カツオ（生）	749	420	1.78
カツオ節	273	430	0.63
シオカラ	1423	1700	0.84
サツマアゲ	21	450	0.05
ウナギ（生）	1070	150	7.13

（小林正　1987）

激な視力低下や視野の中心が見えにくくなるなどの症状が表れます。

本症はもともと欧米人に多くみられ、日本人には少ない疾患でした。最近になって日本でも発症数が増加していて、食生活の欧米化によるものではないかといわれています。このことを反映して、血中亜鉛濃度の低下との関連が指摘されました。日本人が亜鉛を多く含んでいる魚介類、穀類や根菜類を昔ほど摂らなくなっていることが、発症率を増加させているとの意見もあります。

コラム　知っておきたい魚介の基礎知識①

四方を海に囲まれた日本は、歴史的にも魚介類を多く食べてきたために、魚介の鮮度や安全性に対する国民の意識は高いようです。

一般に、新鮮な魚は体色が鮮明で身がかたくしまっていて弾力性があり、いやな臭いもありません。眼にはつやがあり、鰓は赤く、鱗はかたくついています。また、新鮮なものは水に沈み、古いものは水に浮くようになります。魚類は肉類よりも表皮や筋肉組織が軟弱なため、微生物の侵入や増殖が容易で腐敗しやすく、注意が必要です。

以下に、日本で注意すべき魚介類の中毒をあげておきます。

・細菌性食中毒

日本で一九八六〜二〇〇四年の間に発生した全食中毒で、原因物質が判明したものを年間平均値でみると、事件数１４６４件、患者数３万４５８６人、死亡者数７・５人となっています。このうち、細菌やウイルスによる年間の食中毒事件数は１２４６件、患者数２万９８５０人、死亡者数２・８人、全食中毒死亡者数は３２・９％で、動物性自然毒の４３・６％についで多く、

植物性自然毒の23・5%を上回っています

・腸炎ビブリオ

生鮮魚介類に存在する腸炎ビブリオは、一九五〇年一〇月、大阪近郊のシラス中毒事件の原因菌として、日本の藤野恒三郎氏が初めて細菌を分離しました。この事件は行商人から購入したシラス干しを食べた72人、死者20人にもおよぶ食中毒でした。五年後の八月には、国立横浜病院の給食で食中毒が発生しました。入院患者71人、病院職員49人、計120人の食中毒でしたが死者はゼロでした。原因は「キュウリの浅漬け」ですが、給食のカツオとワカメを調理した後、同じまな板でキュウリを切ったことです。

本菌はコレラ菌と同じビブリオ属で、ビブリオ・パラヘモリチカスといい、食塩濃度3～5%で最も繁殖します。細菌のなかでは繁殖（世帯交代）時間が最も短く、条件が整えば約10分以内に分裂して二倍に増殖します。

一九五八年から病原性好塩菌として厚生省（現厚生労働省）の食中毒統計に記載されるようになり、検査法の普及した一九六三年以降は、ほぼ毎年発生件数、その患者数ともに第一位を占めています。腸炎ビブリオ中毒は、刺身やすしなど生の魚を食べる習慣のある日本に特有の食中毒と考えられていました。しかし、最近では東南アジアや欧米でも、この菌による疾患の発生が認められています。生ものは低温で保存し、常温に長時間放置しないで、できるだけ早く食べることを心がけましょう。

本菌は熱に弱く、淡水によって増殖することがないので、生で食べる場合に限らず、表面を水で洗い流します。また、食器や調理器具の洗浄や加熱を十分にすることは予防に効果的です。

・ビブリオ・バルニフィカス感染症

ビブリオ・バルニフィカスは、「人食いバクテリア」の一つとして怖れられ、肝臓病患者などがかかりやすいといわれています。

本菌は海水と淡水が混じる汽水域（河口や海に通じた湖の水系）に生息し、水温が上がる五月ごろから増え始めます。

発症の多くは本菌の付着した魚介類を食べたことが原因ですが、傷口から感染することもあります。健康な人は肝臓で解毒されるのであまり問題ないのですが、肝硬変など肝障害のある人では、解毒されずに血管に入るため発症しやすいといわれています。また、糖尿病やリウマチ患者にも発症例が報告されています。

日本での発生件数は、一九九九～二〇〇四年の五年間に１０７件で、そのうち熊本県が２４件と最も多く、ついで福岡、佐賀と北九州に集中しています。

・小型球形ウイルス

一九八〇年代、米国や英国、オーストラリアや日本で、貝のカキやハマグリなどを食べて嘔気、嘔吐、下痢症を起こす非細菌性中毒が顕在化しました。冬の寒い季節に集中発生し、学校給食でも発生した報告があります。このことから、欧米に以前から発生しているロタウイルスによる幼児冬期嘔吐下痢症との関連が疑われ、ウイルス検索が行われました。その結果、患者から検出されたのは小型球形ウイルスでした。こうして、寒い季節のカキや貝類の生食による食中毒は、小型球形ウイルス中毒と認定されたのです。

日本では、一九六六～六七年に広島産のカキで食中毒が多発したため、「生食用カキ」の成分規格が定められました。一九九七年五月には、小型球形ウイルスは食中毒の原因物質に指定され、一九九九年には５０００人、二〇〇〇年には８０００人以上の患者発生が報告されています。

・アニサキス症

海産魚介類の生食で起こるアニサキス症は、古くから存在していたと思われますが、病因の虫種が同定されたのは一九六〇年代のことです。

本来、アニサキスの成虫は終宿主のクジラやイルカ、オットセイなど海生哺乳類の胃に寄生し、虫卵は海中で孵化した第二期幼虫となって、中間宿主のサバ、ニシン、スルメイカ、アンコウ、タラ、イワシ、サケ、マスなどの魚介類に捕食されます。そして、体腔で第三期幼虫になったときに人間が食べると、幼虫は胃や腸壁に穿入して、消化管は炎症を起こします。

アニサキスは亜科線虫に分類され、生サバや冷凍サバの内臓に、半透明白色の糸屑状の幼虫をみかけることがあります。体長は２～３㎝で渦巻状をして、内臓や筋肉に寄生しますが、人体内に入った幼虫は成虫になれないので、通常は排泄されてしまいます。

予防には加熱調理が最も効果的ですが、マイナス２０℃で二四時間以上冷凍しても死滅します。

《参考文献》

Bang, H.O. et al. : Lancet, 7710, 1143（1971）

Dyerberg, J.et al. : Am.Clin Nutr., 28, 958（1975）

Hirai, A. et al. : Lancet, ii, 1132（1980）

小町嘉男ほか：食品とライフサイエンス ILS 活動委員会編、（12、1987）

Iso, H. et al. : Circulation, 掲載中（2006）

Shah, A. P. et al. : Medical Tribune, 2005年12月8日

K reys,A. : Seven countries, Cambrige, Mass; Harvard University Press（1980）

Armstrongs,B. & Doll, R. : Int J Cance, 15, 617（1975）

Marmot,M.G et al. : Lancet, 1, 1455（1984）

Rimm, E.B. : JAMA, 292, 1490（2004）

木村修一・小林修平（監）：『最新栄養学（6版）』、建帛社、2001

船岡輝幸：Ajico News,No.193, 29（1996）

Leaf,A.& Weber,PC. : N Eng J Med, 318,549（1988）

JELIS（代表神戸大学横山光宏）：MedicalTribune, 2006年2月2日

Birch, E.E. et al. : Dav Med Child Neurol., 42（2000）

Carroll, K.K. : Lipids, 21, 731（1986）

Hibbeln,J.R.etal. : Lancet,369,578（2007）

浜崎智仁・矢澤一良：『ＤＨＡ、健康食事典』（週刊朝日編），朝日新聞社，p279, 2004

Blades,K.J. et al. : European J Clini Nutri, 55,589（2001）

Miljanovic B et al.：Am J Clin Nutr, 82, 887（2005）
Mickleborough,T.D.et al.：Chest, 129, 39（2005）
吉川敏一・辻智子（編）：『機能性食品ガイド』、講談社、2000
Hoffman, D.R.：J Pediatr Gastroentrel Nutr.,31, 540（2000）
Nagakura, T：Eur Respir J, 16, 861（2000）
Gerald Gaull：母乳中に予想外の重要な成分,Medical Tribune, 1977年12月8日
松崎靖司ら：タウリンが肝線維化を抑制、Medical Tribune,2003年5月22日
永井克也・板倉引重：『アスタキサンチン、健康食辞典』、朝日新聞社、2004
Okuma, E .& Abe, H.：Comp Biochem Physiol 109A, 191（1994）
山田良平：Ajiko News, No202, 19（2001）
Arch Pediatr Adoles Med, 158, 531（2004）
Am J Med, 112, 659（2002）
Meyer, C.：JAMA 292, 1416（2004）
Steingrimsdottir,L.etal.：JAMA,294,2336（2005）
Prasad,A.B.：Trace Elements in Clinical Medicine（Ed.Tomita,H.）Tokyo/Springer-Verlag p3, 1990
井上雄二：熊本日日新聞、2005. 7. 21.

第二章　生活習慣病とメタボリックシンドローム

一　魚が生活習慣病を予防する

「生活習慣病」という名の病気はない

生活習慣病は生後から成人までの生活様式と深い関連があります。人は加齢とともに何らかの疾患にかかりやすくなり、これらはいずれも慢性病で、ひそかに、また、治ることなくゆっくりと進行していきます。その特徴は、初期には自覚症状がないことです。

これらの慢性病にとくに多い糖尿病や高血圧、高脂血症などの疾病群を総称して日本では「成人病」と呼んでいました。しかし、生活習慣が問題なことや子どもにも発症することがあり、一九九六年から「生活習慣病」という表現に置き換えられました。

日本では疾病全体に占める生活習慣病の割合が増加し、社会問題になっています。これらの疾患は生活習慣の歪み、とくに偏った食事、運動不足、肥満、喫煙、ストレスなどが原因で起こり、動脈硬化性疾患の重要な危険因子とされています。その発症率は時代の変遷とともに急速に変化し、とりわけ伝統的文化圏から西洋文化圏への移民では、慢性疾患の発症率が上昇してきました。生活習慣の欧米化を背景に、肥満、耐糖能異常(血糖を代謝する能力の不全)、高脂血症(現脂質異常症)などの危険因子が増加します。そしてこれらが合併することで、心筋梗塞や脳梗塞などを引き起こす動脈硬化性疾患という、「死にいたる病」を招く可能性が、さらに増大することがわかってきました。

この背景にある一連の代謝異常に対して、メタボリックシンドローム(代謝性症候群)という概念が導入され、大きな話題を集めています。

日本が実証した魚の予防効果

大規模なコホート追跡研究では、罹患および死亡原因の判定が可能です。

国立がんセンター・がん研究所の疫学部長の平山雄氏は、日本人の食生活が欧米型になり、肉を食べることが多くなった現状について調査しました。魚を頻繁に食べることが本当に健康に良いのか、良いとすればどの程度なのか、魚を毎日食べている人はそうでない人にくらべて長生きするのかを検討したのです。さらに死亡原因別にみて、魚介類を頻繁に食べている人がかかりにくくなる病気とは何かも精査しています。

この研究は、日本全国から選んだ六府県（宮城、愛知、大阪、兵庫、岡山、鹿児島）内の29の保健所管内で、40歳以上の男女26万5118人を対象とする大規模な調査です。まず、一九六五年一〇～一二月にかけて保健師と助産師が家庭訪問し、食生活の調査を行いましたが、観察集団（対象者）の協力は、国勢調査人口に対して95％という高いものでした。その後、一九六六～八二年末まで観察者の死亡状況について、100％に近い追跡が行われました。この17年間の大規模研究は、当時は世界に先駆けた世界一の前向き（追跡）調査といわれたのです。

その成果をみてみると、17年におよぶ観察集団のうち、死亡者は男性3万1979人、女性2万3544人、計5万5523人でした。魚介類摂取別にみた総死亡率は、**図7**のように毎日魚介を食べている人では、とくに低い総死亡率（累積）を示し、長寿に直結することが明らかになりました。魚介類を多く食べている人は食べていない人にくらべて、死因別死亡率が**表7**のように、脳血管疾患、心臓病、高血圧、肝硬変などでいずれも低率です。

がん死亡率（累積）も、魚介類を毎日食べる人は明らかに低く、とくに胃がん、肝臓がん、子宮頸がんが有意に低率となっています。

一方、魚介類を食べない人では、くも膜下出血が男性で71％増、女性で23％増、虚血性心疾患は男性で20％増、女性で49％増と、いずれも高くなっています。肝硬変が男性で

図７　魚介類摂取別にみた総死亡年齢累積死亡率

（平山雄　1992）

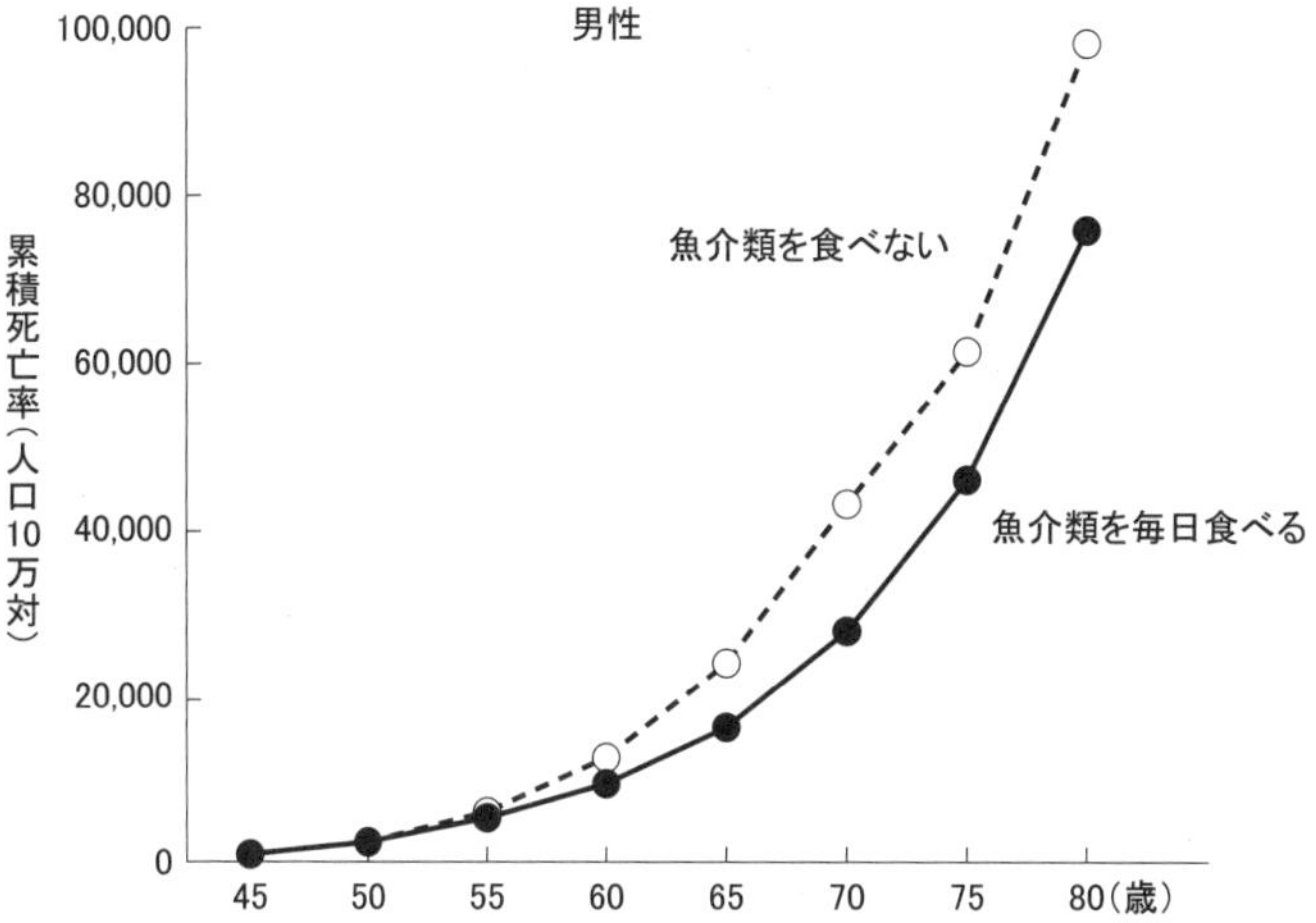

表７　魚介類摂取頻度別にみる年齢標準化死亡率比（相対危険度）

死因	毎日	時々	まれ	食べない
総死亡	1.00	1.07	1.12	1.32
脳血管疾患	1.00	1.08	1.10	1.10
心臓病	1.00	1.09	1.13	1.24
高血圧症	1.00	1.55	1.89	1.79
肝硬変	1.00	1.21	1.30	1.74
胃がん	1.00	1.04	1.04	1.44
肝臓がん	1.00	1.03	1.16	2.62
子宮頸がん	1.00	1.28	1.71	2.37
観察人年	1412740	2186368	203945	28943

（平山雄　1992）

図８　魚介類摂取別にみたアルツハイマー病の年齢累積死亡率

（平山雄　1992）

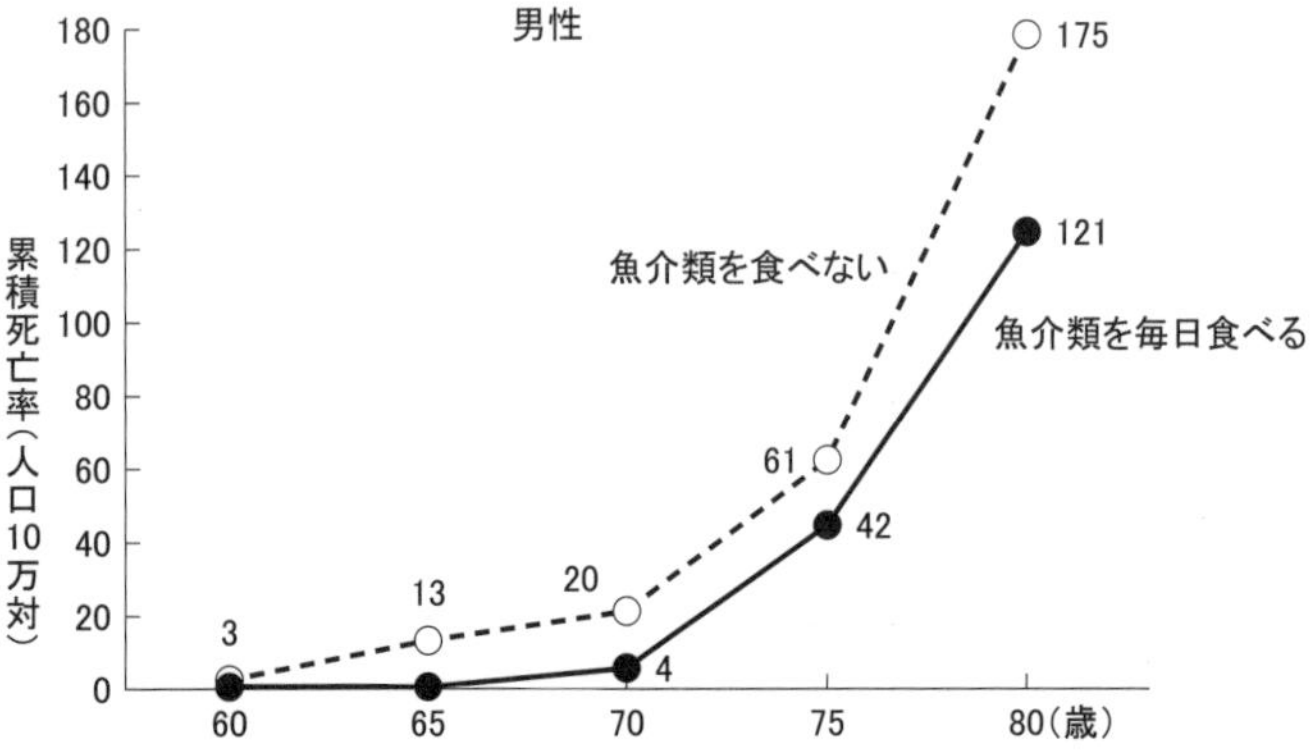

注・脳血管疾患を伴わない老人性痴呆 120 例
・カイ自乗値は 4.0　p<0.02
・相対危険度は 0.66（0.47 ～ 0.93）

４９％増、女性で１７０％増などと、魚を食べる頻度が低いほど死亡率が高くなっています。

ここで注目されるのは、アルツハイマー病１２０例の死亡率が**図８**のように、魚介類を毎日食べている患者のほうが食べていない患者にくらべて、予想通りに低いことです。ヒトを含む動物でｎ‐３系脂肪酸の摂取欠乏が脳の正常な発達に悪影響を与えることがわかっています。魚がアルツハイマー病に有益なのは、魚油のエイコサペンタエン酸（ＥＰＡ）がセロトニン代謝に好影響を与えているためとされています。

プロムナード

信頼できるコホート調査

前にも述べたように、コホート調査とは、健康状態や疾患の発生と進行を集団単位で調査し、究明する疫学調査法の一つです。そして、この調査に参加する集団のこともコホートといいます。

そもそも疫学調査には、対象期間が一時点の横断調査と、長期間にわたる縦断調査があります。縦断調査は集団の健康状態を時間的変化でみるもので、これには前向き調査と後ろ向き調査があります。この前向き調査はコホート調査とも呼ばれます。

コホート（前向き）調査は、ある集団（コホート）を長期間追跡し、その期間中あるいは終了時の死亡や罹患などを研究します。この追跡調査は、検索する事象が調査計画にしたがって観察期間中に起こるので、きわめて信頼性の高い情報です。本書で取り上げた研究調査のほとんどはこの前向き調査です。

また、後ろ向き調査とは、問題の病気が流行したあと、原因追究のために過去にさかのぼって調査するものです。

世界の大規模追跡研究でわかったこと

近年、健康的な地中海式ダイエットに関心が寄せられていることは前述の通りです。しかし、ヨーロッパ全域をみてみると、食生活や生活習慣は非常に多様なことがわかります。食生活は生涯を通じてその人の罹患率と死亡率に影響をおよぼします。とくに高齢者では病気による死亡リスクが高いことから、健やかな加齢を重ねるために、健康的な食生活と生活習慣を取り入れることが重要になりました。

そこで、これに応える二つの大規模なコホート研究が、一九八八年から10年間かけてヨーロッパで開始されました。

・SENECA研究（高齢者の栄養と行動習慣に関するヨーロッパ研究）

ヨーロッパの19都市に在住する一九一三～一八年生まれの人を対象者として、年齢と性別でグループ分けし、無作為に男性781人と女性832人を選び出して、一九八八年から調査を始めました。食生活と死亡率の質問表を中心とした調査は、一九九三年と一九九九年にそれぞれ行われ、回答率は68％と55％でした。食品摂取データは熟練した栄養士が食事歴（記録）の調査から集めました。

その結果、１０年の追跡期間中に男性では全死亡は４７％、そのうちの死亡原因は冠動脈心疾患１２％、心血管疾患３２％、がん２６％などとなっていました。こうした死亡例は、その約６０％が低リスク習慣を実行しない人たちでした。

・FINE研究（フィンランド・イタリア・オランダの高齢者の栄養研究）

対象者は、①東フィンランドのイロマンツイ、②西フィンランドのポウトュアとメッツリラ、③イタリアのクレバルコーレ、④イタリアのモンテジョルジョ、⑤オランダのジュトフェンの５地域で、一九〇〇〜二〇年生まれの男性７２６人です。調査は一九九四〜九五年と一九九九〜二〇〇〇年に行われ、回答率は前期が８６％、後期が８５％ときわめて良い成績でした。食事摂取量は口頭での聞き取り調査方式で、食事歴の妥当性が確認されています。

その結果、１０年の追跡期間中の全死亡は５１％、そのうちの死亡原因は冠動脈心疾患１６％、心血管疾患４８％、がん１７％などが示され、SENECA研究の成績と類似した死亡率でした。地中海式ダイエットを続けている人たちでは死亡や原因別死亡率が確実に低下していました。

ヨーロッパの高齢者を対象とした地中海式ダイエットや運動・適度の飲酒などを総合した生

活習慣が、全死亡、あるいは個々の疾病死亡にどのような影響をおよぼしているのか、たいへん興味のあるところです。

そこでさらに、SENECA研究とFINE研究の登録者であるヨーロッパ11ヵ国の健常男性1507人、女性832人（70～90歳）を対象として、HALE研究が一九八八～二〇〇〇年にかけて実施されました。

・HALE研究（地中海式ダイエットを含めた健康高齢者の生活習慣）

これまで生活習慣の因子が複合した場合の影響を調べた研究はほとんどありませんでした。こうした要請に応えるようなヨーロッパ全域を対象にした大規模なコホート研究がオランダのワーゲニンゲン大学のヌープス氏らによって行われました。HALE研究と呼ばれ、地中海式ダイエットの効果について、個々の生活習慣病から複合したメタボリックシンドローム、そして長寿の段階まで検討しています。

調査の追跡10年間中の死亡者は935人で、原因別では心血管疾患371人、がん233人、その他の原因145人、不明186人でした。ここで、①野菜を中心とした地中海式ダイエットを続けていた人、②喫煙歴のない人、あるいは15年以上前から禁煙していた人、③運動（1日に最低30分）していた人、④飲酒量が適度（中等量）だった人は、そうでない人にくらべて全死亡、冠動脈疾患、がんによる死亡率および他の原因による死亡率が半減していました。すなわち、全死亡のリスク（10年全死亡率）は、地中海式ダイエットをきっちり守っていた人が0・77と、死亡率23％の低下を認めました。適度な飲酒をしていた人0・78（死亡率22％の低下）、あるいは運動をしていた人は0・63（死亡率37％の低下）、非喫煙の人は0・65（死亡率35％の低下）で、全死亡リスクの低減と関連しています。このような低リスクは冠動脈疾患、心血管疾患、がんについても同様に得られました。

高齢者が地中海式ダイエットとともに健康的な生活習慣を守ることによって、全死亡率と原因別死亡率を50％以上も低下させていることは注目に値します。

ちなみに、この調査に参加した住民の食品摂取量、とくに1日あたりの脂肪摂取量は、動物性と植物性の脂肪の割合が平均一対一で、魚の平均摂取量は23gでした。

このように地中海式ダイエットをきちんと実行し、健康に良い生活習慣を維持している人たちは、たとえ高齢者であっても、全死亡、原因別の死亡リスクが低いという仮説を裏づけています。

また、米国のニューヨーク市立大学のカント氏らは、食事パターンが健康におよぼす影響を明らかにする調査を行いました。米国癌研究所と米国癌学会に登録している4万人以上の女性乳がん患者を追跡調査（スクリーニング）しました。カント氏らが考案した推奨食品スコア（食事の質を指標化）と死亡との関係を検討したのです。調査開始時の対象者の平均年齢は61・1歳、追跡は5～6年でした。

その結果、最近の食事ガイドラインが推奨する果物、野菜、全穀類、低脂肪乳製品、赤身の肉といった食材を含む食事を摂っている女性は、摂っていない女性にくらべて全死亡リスクが30％も低下していました。疾患別死因でみても、がんや冠動脈疾患、脳卒中などは負の相関関係を示しました。

この研究は単一の栄養素の効果ではなく、複合的な食品群について検討し、食生活の有用性を指摘している点が高く評価されています。調査での食事内容は赤身の肉、肉の代用品などとなっていますが、日本型食事の魚介類は推奨される食事ガイドラインに含まれると推測されます。

男性の食生活と死亡率との関係もすでに検討され、25年生存と10品目摂取を基本とした「健康に注意深い」食事をとる人たちとの間には、有意な正の相関がみられます。健康的な食生活の男性では、死亡リスクは13％ほど減少していました。このリスクは、カント氏らが調査した女性の場合と近似しています。

二　メタボリックシンドロームは肥満が原因

内臓脂肪蓄積型が危ない

動脈硬化性疾患のリスクとして、メタボリックシンドローム（代謝性症候群）が注目されています。メタボリックシンドロームという概念が確立されたのは二〇世紀後半になってからです。一九八九年に米国テキサス大学のカプラン氏は、冠動脈硬化性疾患の発症に、上体肥満、耐糖能異常、高脂血症（総コレステロール・トリグリセリドの高値）、高血圧を併せもつ病態が大きくかかわっているとし、「死の四重奏」として提案しました。この印象的な名称もあって、国の内外で注目を浴びました。

このようにメタボリックシンドロームとは、一人の患者に動脈硬化性疾患の危険因子がいくつも合併することで、相乗的に動脈硬化性疾患の発症頻度が高まるという概念を統合した呼び名です。

表8　冠動脈硬化の危険因子の集積とメタボリックシンドローム

①内臓脂肪型肥満	②シンドロームX
内臓脂肪蓄積	
耐糖能異常	耐糖能異常
インスリン抵抗性	インスリン抵抗性
	高インスリン血症
高脂血症	高LDL-トリグリセリド血症
	低HDLコレステロール血症
高血圧	高血圧

③死の四重奏	④インスリン抵抗性症候群
上半身肥満	肥満
耐糖能異常	糖尿病
	高インスリン血症
高トリグリセリド血症	脂質代謝異常
高血圧	高血圧
	動脈硬化症心疾患

（メディカル朝日　7、1995）

その始まりは、一九八七年に世界に先駆けて日本から発信されました。大阪大学の松澤祐次氏（現住友病院長）らが冠動脈硬化の危険因子の集積を表8のように、「内臓脂肪型肥満」の概念で提唱したのです。

同様の概念は、その1年後に米国のスタンフォード大学のリーベン氏が「シンドロームX」という名称でインスリン抵抗性（インスリンの分泌能が阻害された状態）、耐糖能異常、高インスリン血症、高ＬＤＬ（悪玉）トリグリセリド血症、低ＨＤＬ（善玉）コレステロール血症、高血圧を併せもつものが動脈硬化性疾患を発症しやすいとしています。なお、これには肥満が含まれていません。さらに、サンアントニオ大学のド・フロンゾ氏は同様の病態を「インスリン抵抗性症候群」と呼んでいます。

最近になって世界保健機関（ＷＨＯ）、および米国から診断基準が発表され、こうした病態があらためて脚光を浴びています。ＷＨＯは一九九九年、これらの病名を「メタボリックシンドローム」に統一するよう勧告するとともに、重視される危険因子として①糖代謝異常、②脂質代謝異常、③肥満、④高血圧の四項目をあげました。

ＷＨＯの基準はインスリン抵抗性を重視し、糖尿病か、インスリン抵抗性のいずれかを必須としています。さらに、四項目のうち二つに合致することを要件としています。

また、米国のコレステロール教育プログラムの基準は、高血糖（空腹時）、高トリグリセライド血症、低善玉コレステロール血症、高血圧、腹部肥満の五項目中、いずれか三つに合致するとしています。

一方、これらの診断基準の問題点も指摘されました。そこで日本では、日本動脈硬化学会など八つの学会の合同委員会（松澤祐次委員長）によるメタボリックシンドローム診断基準が、二〇〇五年四月に発表されました。

この基準は、内臓脂肪蓄積と、これに関連した心血管系危険因子が一人に集積した病態は、動脈硬化性疾患が発症しやすい状態ととらえて、そのスクリーニング法を提示しています。予

図9　メタボリックシンドロームの病態

（診断基準検討委員会　2005）

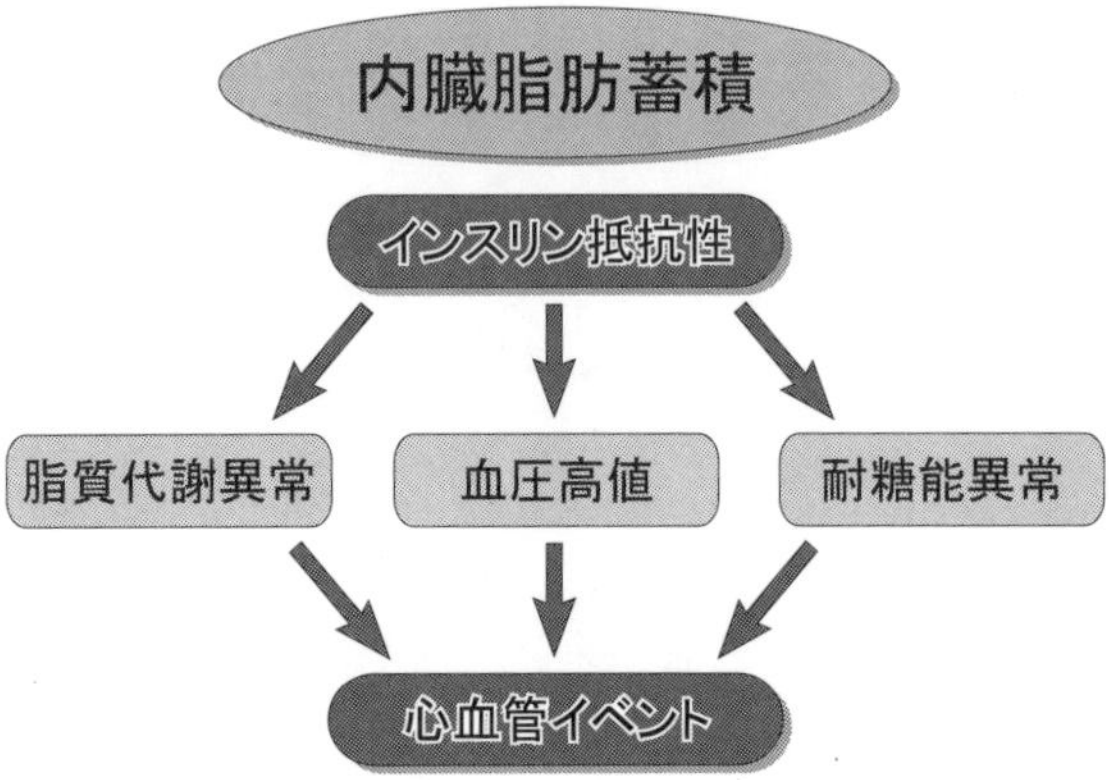

防医学の実践に大きな一歩を踏み出したわけです。

メタボリックシンドロームの第一の特徴は、**図9**のような内臓脂肪蓄積であり、こうした肥満者は糖尿病や高脂血症、高血圧、虚血性心疾患などの発症リスクが高いとされます。

二〇〇五年に米国心臓協会（米国立心肺血液研究所）は、メタボリックシンドロームが米国内で増加している重大な健康問題だとする新たな科学的共同声明を発表しました。この声明によると、メタボリックシンドロームは動脈硬化性心血管疾患のリスクを1・5～3倍高め、Ⅱ型糖尿病のリスクを3～5倍増加させます。米国の成人の26％、すなわち5000万人がこれに該当するということです。

肥満とモナリザ症候群

一九九〇年に開かれた国際肥満学会において、米国のブレイ教授は、「肥満者の大多数は交感神経の働きが低下している」と述べ、Most Obesity Known Are Low In Sympathetic Activity の頭文字をとってＭＯＮＡＬＩＳＡ（モナリザ）症候群と呼ぶように提唱しました。

交感神経は、全身の循環を調節する脳の血管運動中枢から出ている迷走神経（副交感神経）とともに、心臓や血管に分布しています。交感神経は血管運動神経とも呼ばれ、この神経の活動が高まると、心拍数が増し、収縮力も増加します。一般に血圧は高くなります。一方、迷走神経の活動が高まると心拍数は減少します。

ところで、栄養素摂取に関係する感覚を栄養感覚といいます。味覚、視覚、聴覚、嗅覚、触覚の五感と、空腹感、満腹感、渇感、食欲などです。脳（間脳の周辺）には食事が不足したときに食物摂取をうながす摂食中枢と、食物を十分に摂取したときに満足感を覚える満腹中枢があります。この摂食中枢は迷走神経の支配下にあり、摂食行動をうながします。食欲は空腹感と関連し、空腹感は摂食中枢の興奮によって起こり、胃の収縮運動、血糖値、体温、嗜好などが関係しています。

過食による摂取エネルギーが、運動や労働に使うエネルギーより多いと、余分のエネルギーは脂肪として皮下組織、とくに腹部に蓄えられます。脂肪は、体内で脂肪酸とグリセロールに加水分解され、さらに酸化されてエネルギーを発生します。過食にともなって蓄積した内臓脂肪は大量の遊離脂肪酸をつくり出し、この遊離脂肪酸が糖代謝などに悪影響をおよぼすことが明らかになってきました。血糖値が高いと満腹感が起こり、低いと空腹感を覚えます。

近年、メタボリックシンドロームにおける交感神経の役割に、脂肪細胞から分泌される生理活性物質を総称してアディポサイトカインと呼びますが、このアディポサイトカインの不均衡が関与していることが明らかになりました。

ブレイ教授が指摘するモナリザ症候群を予防する重要性が認識され、そのためには内臓脂肪の減少が必須なことも理解され始めています。

日本のメタボ診断基準

日本の診断基準は図10のように、内臓脂肪の蓄積を上位に、インスリン抵抗性、動脈硬化性たんぱく異常、血圧の高値を合併する動脈硬化性疾患の発症リスクが高まった状態と明確に定義づけています。すなわち、必須項目の腹囲の基準値であるウエスト周囲径（腹囲）が男性

８５cm、女性９０cm上を満たしたうえで、①中性脂肪／高ＨＤＬコレステロール、②高血圧、③空腹時血糖の、三項目中の二項目の数値が基準より高い場合、メタボリックシンドロームと診断されます。

日本で内臓脂肪の蓄積を診断の必須項目としてあげていることは、米国の基準のようにリスクの重積だけを評価しているのとはまったく違います。しかし、内臓脂肪蓄積の指標であるウ

図 10　メタボリックシンドロームの判断基準

（診断基準検討委員会　2005）

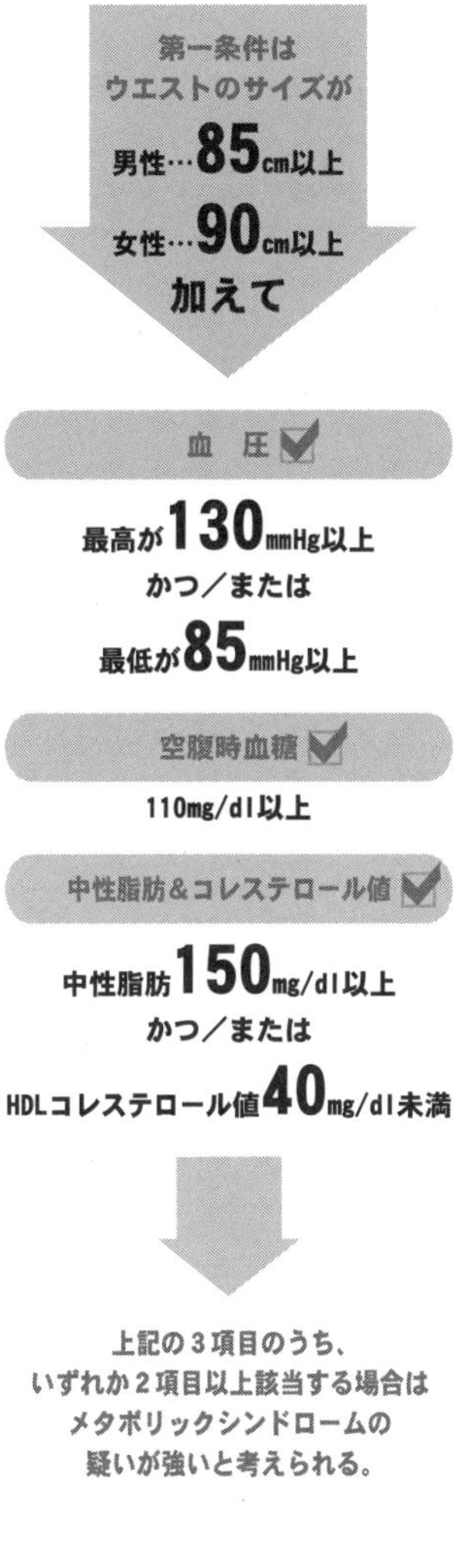
第一条件は
ウエストのサイズが
男性…85cm以上
女性…90cm以上
加えて
血　圧
最高が130mmHg以上
かつ／または
最低が85mmHg以上
空腹時血糖
110mg/dl以上
中性脂肪＆コレステロール値
中性脂肪150mg/dl以上
かつ／または
HDLコレステロール値40mg/dl未満
上記の３項目のうち、
いずれか２項目以上該当する場合は
メタボリックシンドロームの
疑いが強いと考えられる。

エスト周囲径の基準値については、さらに議論を深めるべきだとの声があがっています。
東京大学の門脇孝氏は診断基準の趣旨に賛意を認めながらも、「女性の場合、腹囲９０cm以上を必須項目としたのでは、リスクの集積者が半数以上見逃がされてしまう」として、７３cm以上をメタボ「境界型」に位置づける試案を行っています。たとえば糖尿病予備軍といわれるように、「境界型の人に対しては、メタボリックシンドローム予備軍として対応するのが妥当であろう」と提案しています。
ところで、国際糖尿病連合（ＩＤＦ）は、生活習慣病の発症には人種による違いがあるため、主要地域や国ごとにメタボリックシンドロームの基礎となるウエスト値を二〇〇五年春に設定しました。このときの国際基準は日本の基準と同じ「男性８５cm、女性９０cm」でした。しかし、二〇〇七年の基準値は、米国、ヨーロッパ、中国・アジアなどがすべてウエスト値が男性＞女性であることから、改定の音頭をとった豪州のポール・ジメット教授は「心臓病や糖尿病のリスクを重視する観点から見直した」として、ＩＤＦのウエスト基準を日本の男性９０cm、女性８０cmと提示したのです
元来、日本の基準は予防医学のために策定されており、海外から介入されることはないはずですが、日本の担当者からは必要ならば再検討も考えたいとしています。なお、ＩＤＦの加盟団体は１６０ヵ国の国・地域（日本も含む）となっています。

プロムナード

体格指数で肥満を判定

実際に、自分は肥満なのか、あるいは筋肉の発達による過体重なのかを判断するには、体脂肪の量を知るのが正しい方法です。しかし、体脂肪の量は残念ながら手軽に測るというわけにはいきません。そこで一般には、体格係数（ＢＭＩ）が広く使われています。体格指数は体重（kg）を〔身長（ｍ）×身長（ｍ）〕で割って求めます。この場合、身長はメートルで計算します。

大阪大学の松澤教授らによると、体格指数２２付近の人は死亡指数が最も低く、２６を超えると合併症が増えてきます。この体格指数の値を２２とすれば、理想体重（kg）は身長（ｍ）×身長（ｍ）×２２で求められます。

たとえば、身長１７０cmの人の場合の理想体重は、

１・７０×１・７０×２２＝６３・５８（kg）

となります。

メタボリックシンドロームの実態

メタボリックシンドロームの構成因子である高血圧と、糖尿病との合併率は非常に高く、両疾患はそれぞれ独立した動脈硬化の危険因子とされています。しかし、両疾患ともインスリン抵抗性が共通の背景基盤となり、合併しやすいのは事実です。インスリン抵抗性は遺伝的な背景要因が強いのですが、それ以外に、過食による肥満や運動不足などの環境要因によっても引き起こされます。

スウェーデンのカロリンスカ研究所のキヴィペルト氏らは、６５〜７９歳のフィンランド人１４４９人を対象とした一九九八年調査（約二一年間追跡）から、中年期の肥満症が将来的な認知症とアルツハイマー病リスクの上昇と関連していることを明らかにしました。すでに、米国のユタ大学のグスタフソン氏らは、７０〜７９歳のスウェーデン女性で体格指数の高い人（肥満）と将来的な認知症が関連することを示しています。これはフィンランド人での成績とよく照応しています。

メタボリックシンドロームの最も根元的な危険因子は、腹部肥満とインスリン抵抗性と考えられます。

この科学的声明は、「急増しているメタボリックシンドロームを予防するには、体重管理と運動の増強という、ライフスタイルの変更が不可欠である。これが危険因子を下げ、心疾患の長期リスクを低減させるための主要な治療法である」とつけ加えています。

日本の現状は、心血管疾患の発症が増加し、その原因として、内臓脂肪の蓄積を基盤とするメタボリックシンドロームの関与が示唆されています。関東地区の職域定期健康診断データから、その実態を調べた聖マリアンナ医科大学の須賀万智氏と吉田勝美氏の成績をみることにします。

東京都内の事務系事業所で、一九九一〜九三年度の定期検診を受け、その後5年間連続して受診している男性（40〜59歳）8194人中、一九九一〜九三年度にメタボリックシンドロームと診断されたのは148人でした。さらに、一九九一〜九三年度の検診で、糖尿病、高血圧、高脂血症の三つの危険因子を合併している1100人について、血中アディポネクチン（脂肪細胞から分泌されるたんぱく質で血液中を流れて全身をめぐっている）の測定を行い、5年後まで追跡しました。

その結果、血中アディポネクチン値が低い人ほど乳がんの発症リスクは高く、罹患した場合は進行が速いことがわかりました。肥満では脂肪細胞が肥大化し、脂肪細胞の機能に変化が起きてくるため、アディポサイトカイン分泌に何らかの増減がみられます。

その結果、メタボリックシンドロームが発症する前5年間、各危険因子をそれぞれ継続して保有した割合は、肥満＞高脂血症＞高血圧＞糖尿病の順でした。また、三つの危険因子保有者をみると、メタボリックシンドロームの発症率は、肥満・高血圧・糖尿病＞肥満・糖尿病・高脂血症＞高血圧・糖尿病・高脂血症、の順です。ともかく、肥満に合併しやすい疾病異常は非常に数多く、肥満の役割がきわめて大きいと考えられます。

また、関西地区においても、メタボリックシンドロームとその構成因子の年齢層別合併頻度が調査されています。尼崎市職員の健康診断結果をもとに、尼崎市職員部の野口緑氏と大阪大学の梁美和氏らによって検討されました。その結果、男性では２０〜４０歳代の第一位が中性脂肪、第二位が肥満または腹囲、５０〜６０歳代では高血圧、腹囲の順で、年齢層が高くなるほど有所見率が上がってきます。腹囲と中性脂肪の所見は２０〜３０歳代で約二倍に増加しています。

メタボリックシンドロームは、男性では２０歳代から、女性では３０歳代から認められ、男女とも年齢層が高くなるほど増加し、大部分が腹部肥満をともなっていました。腹部肥満を有する群では、すべての危険因子の頻度が高いことが明らかになりました。

お茶の水女子大学の曽根博仁氏と筑波大学の山田信博氏らは、Ⅱ型糖尿病（インスリン非依存性）患者２０００人以上を対象に１０年前から合併症を追跡しました。その結果、日本や国際糖尿病連合の診断基準、とくに男女の腹囲がⅡ型糖尿病においては心血管疾患（冠動脈疾患および脳卒中）発症の有意な予測因子ではなかったと報告しています。今後さらなる知見が待たれます。

二〇〇四年に厚生労働省による初の全国調査が、国民健康・栄養調査の一環として行われました。全国から２０歳以上の男性１５４９人、女性２３８３人を無作為に選び、日本の学会が定める診断基準に基づくメタボリックシンドロームの実態が明かされました。この調査では有病者のほか、腹囲が基準値を上回り、さらに血中脂質、血圧、血糖値の二つ以上で基準値を超えた人を「疑いの強い人（有病者）」、一つ超えた人を「予備群」としています。

その結果をみると、２０歳以上でメタボリックシンドローム有病者とされたのは、男性が２３％、女性が８・９％で、その予備群は男性２２・６％、女性７・８％で、いずれも男性の割合が女性の３倍前後となっています。４０～７４歳では男性の有病者２５・７％、予備群２６％で合計は５１・７％、また女性では有病者１０％、予備群９・６％で合計は約１９・６％に達しました。心筋梗塞や脳卒中など生活習慣病の引き金となるメタボリックシンドロームが４０歳を過ぎると急増し、男性の約半数におよぶことが明らかにされました。

プロムナード

肥満は地球の時限爆弾

肥満は社会が克服すべき人類共通の課題だといわれ、WHOでは、社会を変えることで肥満を克服しようという計画を立てています。WHOは肥満防止戦略改正版を第五七回世界保健総会（二〇〇四年五月）に提出しました。「発展途上国における肥満は時限爆弾のようなもの」と、国連食糧農業機関（FAO）は栄養過多の急増を警告しています。

米国食品医薬品局（FDA）の食品安全性・応用栄養センターのルイス所長によると、米国では成人の三分の一近くが肥満（体格指数が30以上）であり、さらに三分の一が過体重であり、健康的な体重の成人は残りの三分の一でしかないと述べています。

肥満は米国だけの問題でなく、日本でも大きな課題となっています。「神戸宣言二〇〇六」と銘打って、日本肥満学会が肥満症とメタボリックシンドローム予防の重要性を喚起しました。その対策として「食生活の改善と運動の増加による3kgの減量とウエスト周囲径の3cm短縮を実現するサンサン運動」を提案しています。

中性脂肪を燃焼させればやせられる

食事は、あまりにも基本的な生活習慣であるため、自分自身の生活習慣上の問題点を正確につかんでいる人は少ないものです。日本人はもともと肥満が少ない民族ですが、米国に移住した日系人との比較から、肥満には遺伝的な要因もさることながら、やはり環境要因、とくに食事の関与が大きいと考えられます。太りやすい条件としては、親が太っているなどという要因以外に、運動嫌いや脂肪分の多い肉食を好むことなどがあげられます。

人の体内では、過剰に摂った脂肪や糖質が最終的に中性脂肪になり、成人で250〜300億個もあるといわれる脂肪細胞に脂肪球の形で蓄えられています。この貯蔵脂肪が正常以上に増えたのが肥満です。つまり、中年太りの人は、中性脂肪を燃焼させれば脂肪細胞が縮小するので、その気になれば、やせやすいともいえます。

米国のミネソタ大学のペライラ氏らは、冠動脈リスク発症研究の一環としてファストフードの健康におよぼす影響を調査しています。被検者にファストフードのレストランで朝食、昼食、夕食を食べる頻度を質問したところ、ファストフードレストランで頻繁に食事をしているアフリカ系と白人においては、体重とインスリン抵抗性（糖尿病）への有害な影響がみられました。

この結果は喫煙や飲酒など、他のライフスタイルを補正し、精査しても悪影響は変わりありませんでした。

さらに、ファストフードレストランで週二回以上食事をしていた若年成人は15年後、週1回未満しか食事をしていなかった若年成人にくらべ、体重が平均4・5kgも増加し、インスリン抵抗性は二倍になりました。ペライラ氏は「ファストフードレストランで健康的な食事を摂ることは非常に難しく、回数を減らす必要がある」と指摘しています。

また、本研究で冠動脈発症リスクの研究を担当した国立心肺血液研究所のウエイ氏によると、「とくにファストフードレストランの栄養内容を知ることは大切であり、消費者はそうした情報を求めるべきだ。たとえば、サラダやグリルで焼いた料理は、油を使ったフライよりも脂肪量が少ないことを知るべきだ。そのうえで、摂取カロリーを減らすためには、大盛りでなく少なめの料理を注文し、ドレッシングやマヨネーズなど高脂肪のソース類はかけずに添えてもらい、控えめにつけながら食べること」と助言しています。

ベルトがきつくなると寿命が縮まる

中年太りで**図11**のように、おなかの脂肪が目立つ体型を上体肥満（りんご型肥満）といい、

図11　肥満の種類

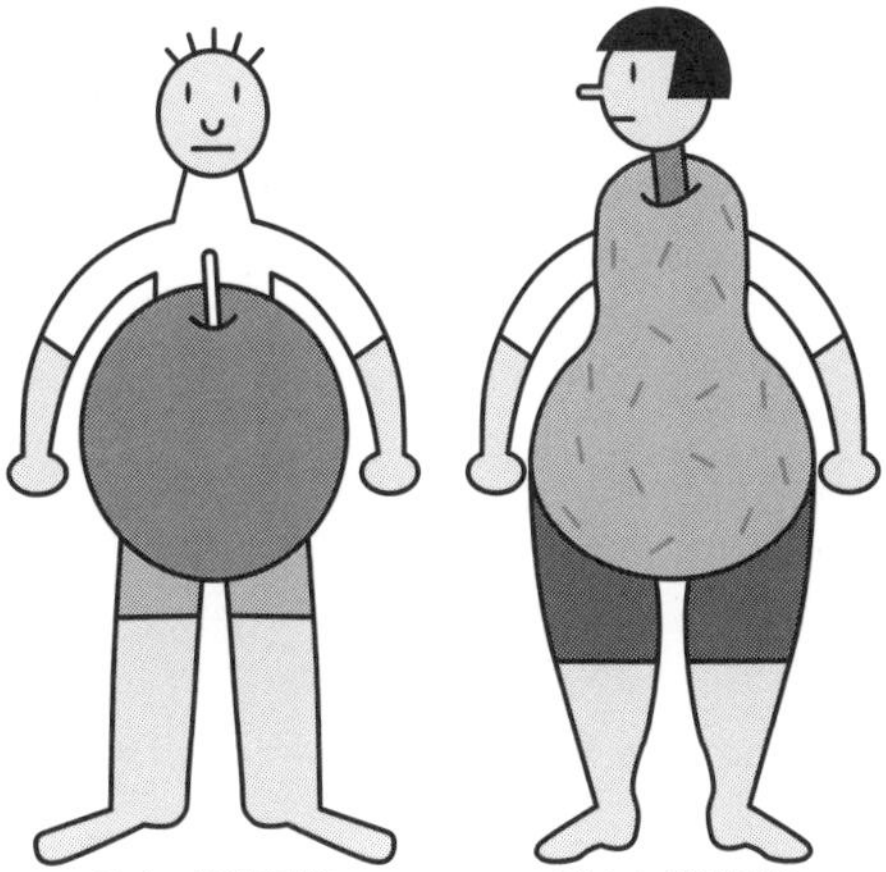

これに対してお尻や太ももに脂肪がつく若い女性に多い体型は下体肥満（洋なし型肥満）と呼んでいます。ただし、肥満といっても、糖尿病や高血圧などと結びつく危険な上体肥満に対して、下体肥満は妊娠や出産の際にエネルギー源となるので、若い女性にとっては健康的であり、不可欠とさえいわれています。

上体肥満か下体肥満かは、ウエストとヒップの比で決まります。その比が男性で1・0、女性で0・8を超えると上体肥満とされ、生活習慣病を併発する危険性が高まります。この上体肥満には内臓の周囲に脂肪が蓄積する内臓脂肪型肥満と、皮下脂肪が多い皮下脂肪型肥満の二つがあり、前者が成人病と一番深い関係にあることが明らかになってきました。

上体肥満の人、２０歳代のころに比べて大幅に体重が増えた人、血縁の家族に肥満にともなう疾病異常のある人は「危険度のある肥満」といわれます。現在、肥満にともなう余病がなくても、将来疾病異常を併発しやすいことから肥満症と診断され、健康保険下で積極的な治療（減量）を受けられます。しかし、肥満が引き金になるメタボリックシンドロームと診断されることを恐れて、腹囲の測定や体重測定を敬遠する人が多いのも事実です。このような患者の心理を考慮して、内臓脂肪の危険度だけをチェックできる「ネイベルト」が札幌市の管理栄養士グループ「H．D．S．ウエーブ」によって作成され、市販されています。「何気なくはめてしまう」気軽さがいいようです。

肥満が心血管疾患や糖尿病の温床に

今日の世界的な肥満の蔓延は、生活習慣病としてのメタボリックシンドロームを世界中で認識することになりました。肥満は心臓発作、脳卒中、糖尿病のおもな危険因子であることが明らかになり、肥満のもとである食生活の改善が、早急の課題となっているのです。

米国では過去３０年の間にファストフードの消費額が増加しています。ファストフードレストランで食事をする頻度は、女性より男性が、白人よりアフリカ系のほうが高く、二〇〇〇～

○一年ではアフリカ系男性は平均して週に2・3回、頻度が最も低かった白人女性は週に1・3回ファストフードレストランへ行くと答えています。

ファストフードは高脂肪で砂糖を多量に使い、食物繊維や栄養素の少ないメニューに偏りがちです。一食で1日の摂取カロリーを満たしてしまうほどの高カロリーのものが多いのです。高カロリーで高脂肪の食事は、現在、成人の60％が肥満症や過体重であり、子どもの40％近くが肥満に悩んでいる米国の食生活を象徴しています。これが欧米に多くみられる心血管疾患や糖尿病の温床になっているのです。

プロムナード

ファストフードの罪

米国では、ハンバーガーチェーンのマクドナルド社に代表されるファストフードの食べすぎによる肥満問題が、訴訟問題にまで発展しました。その発端は、ニューヨークに住む二人の肥満症の少女が、自分たちが肥満になったのはハンバーガーが原因だとして、マクドナルド社を相手に裁判を起したのです。この裁判が契機となって、モーガン・スパーロック監督は、みずから1日3食のハンバーガーを一ヵ月にわたって食べ続けるという実験を行い、それをドキュメンタリー映画にしました。日本では『スーパーサイズ・ミー（私には特大のものを）』と題して公開されました。

マグドナルド社は二〇〇五年四月に創業五〇周年を迎えました。世界119ヵ国に3万1500以上の店舗を展開し、その客数は1日あたり4800万人にのぼるといわれています。子どもや若者を中心に世界中の食生活に影響を与え、米国ビジネスのグローバル化の象徴として批判を受けています。

地中海式ダイエットで発症リスクが低下

食事による栄養素の配分は、表9のような食品構成が理想的といわれています。脂肪２０〜２５％、たんぱく質１５〜２０％、炭水化物６０％として、魚類や大豆製品は多く、動物性の肉は少なく摂るようにします。脂肪には魚油や植物油を多くし、動物性の脂肪を少なくすることです。

イタリアのナポリ第二大学のエスポシト氏らは、地中海式ダイエットがメタボリックシンドロームとそれに関係した心血管系疾患の危険度を低下させるのに有益な健康法であることを証明しました。

二〇〇一年六月〜〇四年一月に、イタリアの大学病院でメタボリックシンドロームと診断された患者１８０人（男性９９人、女性８１人）を対象に地中海式ダイエットの介入試験が行われました。この試験では毎日の全粒穀類、果物、野菜、ナッツ、オリーブオイルの摂取量を増やす手段について具体的に助言し、また、対象群の９０人には、適度な食事をとることを指導しています。

その結果、二年後における介入群は、単価不飽和脂肪酸や多価不飽和脂肪酸、食物繊維が豊

表9　地中海式ダイエットの食品構成

野菜またはじゃがいも	284（g／日）
果物	214（g／日）
大豆・ナッツ・種子類	8（g／日）
肉・鶏肉	123（g／日）
牛乳・乳製品	340（g／日）
魚	23（g／日）
穀類	240（g／日）

（ヌープスら　2004）

注・1日栄養所要量（エネルギー）は男性2500kcal、女性2000kcalとして1日の摂取量を補正し、男女の平均値を示した。
・飽和脂肪酸に対する1価不飽和脂肪の割合は1としている。

富なものを多く食べていました。とくに魚介類を多く食べ、n-6系脂肪酸とn-3系脂肪酸の比率が低下していました。また、果物と野菜とナッツの総摂取量、オリーブオイルの摂取量も介入群のほうが優位に多かったのです。

健康面では、介入群の平均体重は有意に下がったほか、インスリン抵抗性、高感度の反応性たんぱく（CRP）、血清インターロイキン-6と-7値が有意に下がりました。

このことから、地中海式ダイエットは、メタボリックシンドロームと関連する心筋梗塞や脳梗塞などの心血管系疾患の発症リスクを低下させるのに有効としています。

コラム　知っておきたい魚介の基礎知識②

・魚介類の食物アレルギー

一九七三年、愛知県下の小中学生にみられたアレルギー様食中毒は、給食のアジの干物が原因で、患者数は２６５６人にもなりました。

食物アレルギーとは、食物抗原と抗体による過敏反応のことです。本来、経口摂取された食物は、消化酵素で低分子に分解されたのちに吸収され、再合成されて栄養物となります。このような場合、免疫学的には抗原性を示さないのですが、例外的に抗体がつくられる場合があります。このときは、食物が腸管を介して抗原抗体反応を起こし、一連の炎症反応が発生します。

一九九七年の厚生省（現厚生労働省）の調査では、蕁麻疹などのアレルギー様症状をもつ保育園児は全体の１２・６％も存在すると報告されています。おもな原因として卵類、牛乳、それに魚類などがあげられ、魚介類では、イカ、カツオ、カニ、サバ、マグロ、エビによる食物アレルギーが報告されています。また、大人ではエビ、貝、魚のタラなどが原因で発症していますしかし、鶏卵、牛乳、アイスクリームなどに比べるとその頻度は比較的低いのです。

予防としては、抗原となる魚介類をとらないことが第一です。栄養価の高い魚介類に感受性がある小児には、低アレルギーや代替魚類による栄養指導も大切な予防と治療法です。また、アナフイラキシー（アレルギー症状のなかでも突然急激に起こり命の危険があるのもをいう）を予防しながら、食物アレルギーの自然治癒を促進させるような食事指導が望まれています。

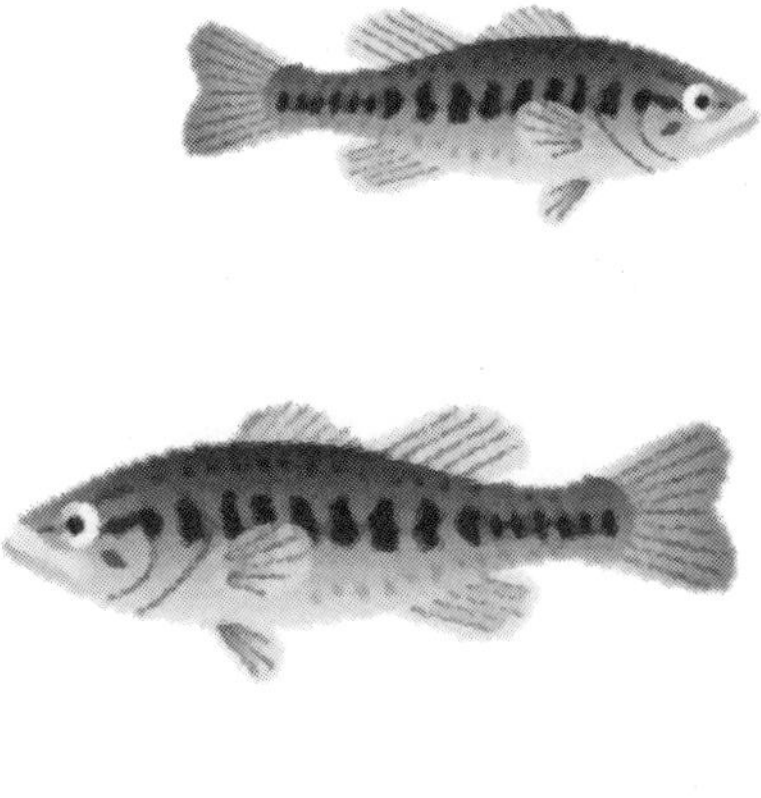

《参考文献》

Keys,A：『死亡解析と冠動脈疾患』、ハーバード大学出版社、1980

平山　雄：中外医薬、45（3）, 45（1992）

De Groot,C.P.et al.：Eur J Clin Nutr., 50（suppl）,s125（1966）

Menotti,A.et al.：Eur Heart J. 22,573（2001）

Knoops,K.T.B. et al.：JAMA,292,1433（2004）

Esposite,K. et al.：JAMA, 292, 1440（2004）

Kant, A.K. et al.：JAMA, 263, 2109（2000）

Nube, W .et al.：J Am Diet Assoc. 87, 171（1987）

Huijbergts, P. et al.：BMJ, 315, 13（1997）

Kaplan,N.M.：Arch Internat Med.,149, 1514（1989）

Kivipelto, M. et al.：Arch of Neurology, 62, 1556（2005）

Gastafson, D. et al.：Arch of Internal Medicine, 163, 1524（2003）

須賀万智・吉田勝美：日本公衛誌、∞、633（2004）

野口緑・梁美和ら：第25回日本肥満学会講演要旨集（2004）

Sone, H. et al.：Diabetes Care, 29, 145（2006）

Pereira,M. et al.：Lancet, 365, 36（2005）

Wei, G.：Lancet, 365, 36（2005）

Esposito K. et al.：JAMA, 292, 1440（2004）

第三章　魚を食べて病気を撃退

一　増え続ける虚血性心疾患を予防する

虚血性心疾患とは

心臓病のなかでも生活習慣病として問題になるのは、虚血性心疾患です。虚血性心疾患は冠動脈疾患とも呼ばれ、心臓の筋肉に酸素などの栄養分を送っている冠動脈の血流の流れが悪くなり、そのために心臓の筋肉が酸素不足になった状態です。通常、冠動脈の閉塞は動脈硬化によって起こることが多く、心筋への血液の供給が低下すると、代表的な心筋梗塞と狭心症、そのほか無痛性心筋繊維症、うっ血性心不全などを引き起こします。

・心筋梗塞

冠動脈が急に閉塞して、冠血流の量が急激に減少したり、心筋の壊死（組織・細胞の死滅）が起こったりします。そのほとんどが激しい胸痛をともなって発症し、不整脈や心不全などの合併症を併発して、死にいたることもあります。

・狭心症

激しい運動や興奮などによって心臓の酸素消費量が増えたとき、冠動脈に流れる血液が十分に増加していないと、心筋が血液不足や酸素不足になります。狭心症には、肉体労働や精神的興奮で発症する労作性狭心症、安静にしている状態で発症する安静狭心症、安静時や日常の動作中に特別の誘引はなくても起こる異型狭心症（安静狭心症の典型的な発作）などに分類されています。いずれも、自覚症状として一過性の胸痛や胸部苦悶がみられる虚血性心疾患です。

日本人の虚血性心疾患は増加傾向にあり、心臓病による死亡の約５０％を占めています。なかでも、異型狭心症が欧米諸国よりも多いことが注目されています。二〇〇二年の患者調査によると、虚血性心疾患の総患者数は９１万１０００人と推定され、男性対女性の比率は約二対一で、男性の割合が多いようです。二〇〇四年の虚血性心疾患死亡率（人口１０万対）は５６・５でした。

動脈硬化が虚血性心疾患を招く

動脈硬化とは、動脈の血管の壁に血液中の中性脂肪やコレステロールなどが固まって石灰化し、血管が厚くなった状態です。当然、血管は弾力性がなくなるためもろくなり、内腔も狭くなって血液の流れが悪くなります。

日本でも、食生活の欧米化により魚介類の摂取量が減少していることは、すでに述べた通りです。日本人のエイコサペンタエン酸（ＥＰＡ）の推定消費量は**図12**のように年々減少し、脳血栓や虚血性心疾患などの動脈硬化性疾患による死亡率が増加しています。

高血圧や高脂血症、糖尿病などは生活習慣の乱れで起こり、動脈硬化性疾患の重要な危険因子とされています。

多くの調査が魚の効果を実証

魚油に多く含まれるｎ－３系脂肪酸は、中性脂肪（血清トリグリセライド値）を低下させ、血栓傾向を減らし、血管内皮の機能を改善することにより、虚血性心疾患を減少させる可能性

図12　ＥＰＡの消費量と動脈硬化性疾患の死亡率

（国民衛生の動向　1989）

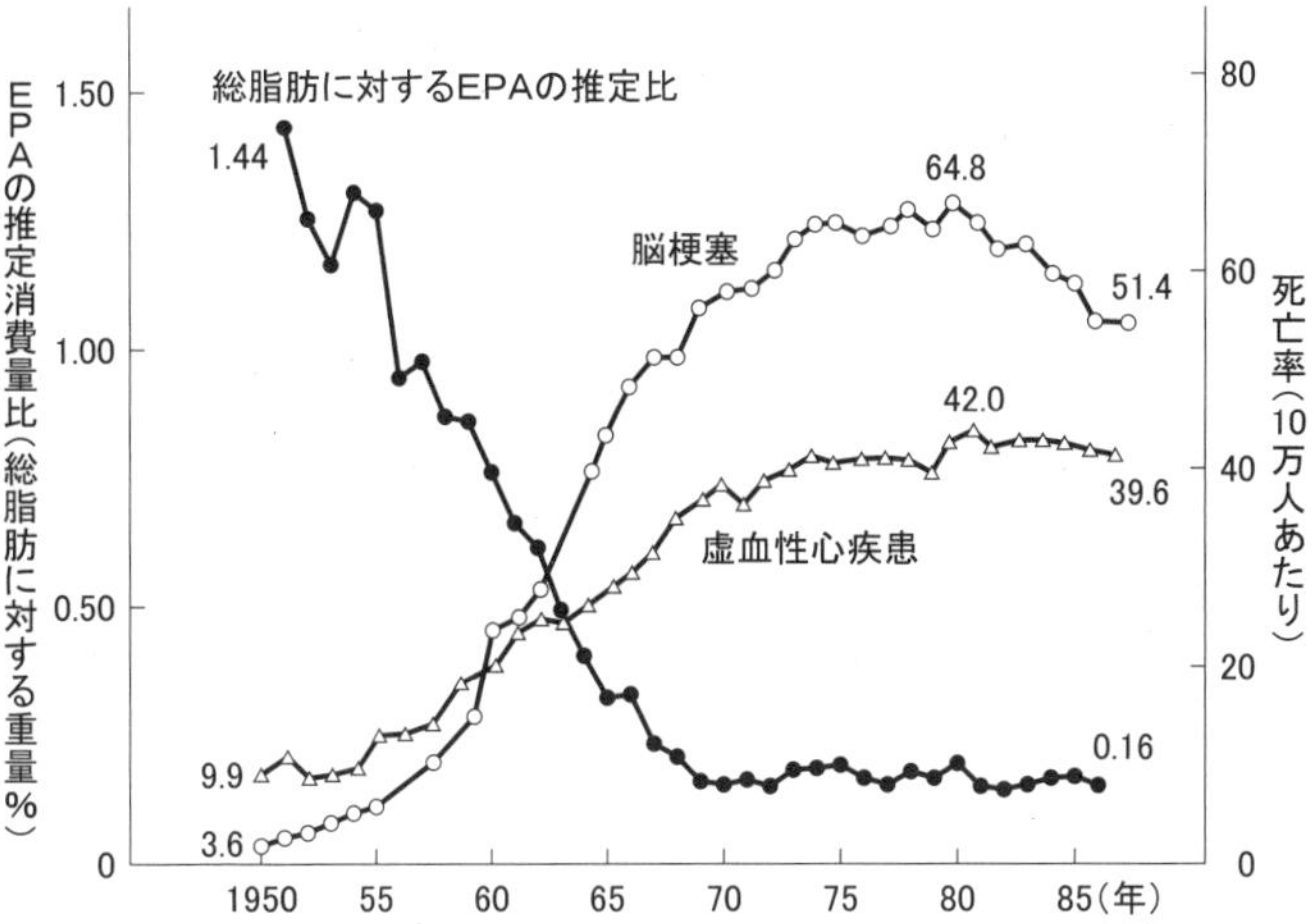

がわかってきました。

オランダのライデン大学のクロムホウト氏らは、オランダのズトフェン市在住の中年男性８５２人を対象とした魚食と冠動脈心疾患の関連を２０年にわたり追跡調査しました。この期間に７８人が冠動脈心疾患で死亡しました。ここで一九六〇年の魚摂取量と２０年追跡中の死亡者との関係を精査したところ、魚を少なくとも１日に３０ｇ食べた人は魚を食べなかった人にくらべて、冠動脈疾患の死亡率が５０％低下していました。クロムホウト氏らは魚介類の虚血性心疾患に対する明確な効果を一九八五年に初めて示しました。

虚血性心疾患と魚介類の摂取に関する研究は、その後１５編以上のコホート追跡研究が次々と報告されました。このうち11編の研究報告は、ほとんどが心筋梗塞に有益な効果を認めています。とくに致死性の心筋梗塞の場合、軽症の非致死性の心筋梗塞とくらべて高い逆相関、つまり魚食の効果がみられました。

なかでも注目すべきは、冠動脈疾患発症の中等度リスク保有者よりも高リスク保有者で、魚食による死亡率が低く、魚介摂取の効果が大きかったと結論づけていることです。

この報告以降、さらに4編の前向き研究と1編の症例・対照研究が発表されました。いずれも冠動脈疾患に対する魚類中のn‐3系脂肪酸の予防効果を確実に支持しています。

さらに、最近の二つの研究では、魚を週2回以上食べることにより、女性の心筋梗塞の発症リスクが30％低下することもわかりました。

このうち、米国のハーバード大学公衆衛生院のフー氏らが冠動脈心疾患患者1513人を16年間追跡した結果によると、845例が死亡し、残る1029例は非致死性心筋梗塞となっています。魚を月1回以下しか食べない患者にくらべて、魚を多く食べる患者のリスクは、月1～3回が0・71（死亡率29％低下）、週1回が0・79（21％低下）、週2～4回が0・69（31％低下）、週5回以上が0・66（34％低下）と低下し、驚くような効果がみられたのです。

さらに、対象者のＤＨＡとＥＰＡの血中濃度が高かった男性では、心臓の突然死リスクがいちじるしく低下していました。

一方、日本人の総脂肪に対するＥＰＡの推定消費量比は、一九五〇年の１・４４から一九七〇年の０・１６に激減し、現在にいたっています。このことを反映して、日本では脳梗塞などの虚血性心疾患の死亡率は、一九六〇年代後半まで上昇を続けた後はあまり変動していませんでした。しかし、一九九五年の死亡診断書の改正によって、一九九五年は虚血性心疾患の死亡率（人口１０万対）が６０・８に上昇し、二〇〇四年は５６・５となっています。

週１回以上魚を食べる人は心臓死が半減

米国のブライハム婦人科病院のアルバート氏らは、４０～８４歳の米国人男性医師２万５５１人を対象に、一一年間の追跡調査をしました。この「米国医師健康調査」によると、魚を週１回以上食べている人は、月１回未満しか食べない人にくらべて、急性心臓死（発症から１時間以内の死亡）が５２％も低下していました。

この調査では、開始時に対象者には心筋梗塞や脳卒中、がんはなく、魚の摂取には質問表で回答を得ています。調査期間中に１３３例の急性心臓死を観察しました。ここで年齢と内服薬（無作為に抽出したアスピリンとβカロチン）、その他冠動脈疾患に関与すると思われる危険因子などを補正したうえで、魚食の有無による急性心臓死の発生率をくらべてみました。その結果、魚を食べる群では急性死の危険度が低く、その閾値は週1回以上食べることが最良でした。

魚介から摂取した食事由来のn－3系脂肪酸の量は、急死の危険度を下げてくれます。しかし、n－3系脂肪酸と魚介類の摂取量との間に有意な相関はありませんでした。魚の1日の摂取量、そのn－3系脂肪酸の摂取量のいずれも、全心筋梗塞、非急性心臓死、あるいは全心臓病の死亡率の低下とは関係がみられません。それでも、魚の摂取量が多くなると、全死亡率の危険度は有意に低下しました。このことから、魚をできるだけ週に1回以上食べ、摂取回数を増やすことが有益である、とアルバート博士らは報告しています。

うっ血性心不全のリスクが大きく低下

米国のモザハリアン氏らは、米国の65歳以上の4738人を対象として、魚の摂取量とうっ血性心不全との関連を12年間追跡しました。一九八九～九〇年の登録時には全員に心不全の既往歴はありませんでしたが、12年目には955人がうっ血性心不全を発症しました。

その結果をみると、マグロなどの魚の摂取量（魚のフライ料理は除く）はうっ血性心不全と負の相関を示し、魚食がうっ血性心不全の発症を防いでいることがわかりました。魚の摂取回数が月1回未満の人にくらべて、週1～2回食べている人は心不全の発症リスクが20％低下し、週3〜4回では31％、週5回以上では32％の低下となっています。食事由来のn‐3系脂肪酸の有益性が認められました。

魚油のサプリメントが心筋梗塞を防ぐ

魚や魚油に含まれるn‐3系脂肪酸の摂取が、冠動脈疾患を予防するのに効果があることは、米国のハーバード大学公衆衛生院のフー氏らによって総説されています。さらに、n‐3系脂肪酸のEPAやDHAの多彩な生理活性作用が認められています。

英国のカーディフ大学のバァー氏らは、まず、健康な人が脂肪酸を週285g摂ることにより血中トリグリセライド（中性脂肪）濃度が下がることを確認しました。ついで、心筋梗塞から回復中の男性患者2003例を対象として、n‐3系脂肪酸摂取の死亡率におよぼす影響を2年間追跡調査しました。この心筋梗塞再発試験の結果は、魚を週2回食べるか、魚油を1日1・5g摂るように指導された患者の場合、2年後の死亡率は29％低下していました。

また、イタリアの予防研究グループ「GISSI」は、登録した1万1324人を対象として、冠動脈疾患患者にEPAとDHAの両方のサプリメントを毎日1gずつ補充・摂取してもらいました。この予防試験の結果、主要死因の非致死性心筋梗塞と脳卒中の死亡率は15％減少していました。これはおもに治療3ヵ月後の突然死が45％も減ったことによります。

さらに、リオン住民が食べている「リオン食」の心臓病研究の成果をみてみましょう。地中海式ダイエットの主成分になっているα-リノレン酸（ALA）を多く摂ることで、非致死性心筋梗塞がいちじるしく減少することがわかりました。また、この研究で確立した冠動脈疾患患者用の地中海式ダイエットを2〜3年続けただけで、心疾患が79％も減少していました。

インドでは非致死性心筋梗塞の患者に対して、魚油とカラシ油の両方を用いて、その効果を認めています。ALAはアマニ油やカノーラ油、ダイズ油に多く含まれるn-3系脂肪酸ですが、ヒトの体内でEPAやDHAに変換され、冠動脈疾患の予防に関与している可能性があります。ALAの摂取と致死性冠動脈疾患の発症リスクで逆相関がみられることは、大多数の前向き追跡研究で認められています。

このように、魚油のEPAやDHA、ALAなどのn-3系脂肪酸は、脳梗塞や心筋梗塞などの冠動脈疾患患者に対する二次予防として有益なことが明らかになりました。

米国のエモリー大学のホルガイン氏らは、ナーシングホームに住む高齢者58人に、魚油サプリメントと大豆油サプリメントを投与し、投与中の心拍数変動の平均時間と周波数を測定する前向き研究を行いました。まず、治療開始前の数値を知るため、2ヵ月の間隔日に心拍数変動を測定しました。その後11週間は、被験者の半数に魚由来のn-3系脂肪酸を含有する魚油サプリメント2gを、残り半数に植物油由来のn-3系脂肪酸を含有する大豆油サプリメント2gをそれぞれ毎日摂取してもらうとともに、6ヵ月間隔日に仰臥位で6分間の心拍数の変動を追跡しました。その結果、魚油または大豆油のサプリメントを毎日摂取すると、心臓機能を改善して短期に心筋梗塞を防ぐ効果がみられました。とくに魚油群で早い効果が表れました。

ホルガイン氏は「心拍数変動の減少は心筋梗塞の既往がある患者だけでなく、健常者にも死亡と不整脈の合併を予測する。魚油または大豆油を毎日補充することで、とくに心血管疾患の既往歴のある人やそのリスクが高い人、たとえば脂質代謝異常、加齢、高血圧、喫煙歴、心臓病の家族歴のある人における不整脈や突然死などのリスクを低減できる」と説明しています。

日本人の冠動脈疾患＋糖尿病は欧米の二倍

一九六〇年代以降、冠動脈疾患による死亡者数（年齢補正）は、欧米諸国では着実に減少していますが、東アジア諸国では急速な経済成長を背景に、生活習慣や食生活の欧米化が進み、患者数が増加しています。

アジア太平洋協議会（ＡＳＰＡＣ）は、日本、韓国、台湾、フィリピン、タイ、マレーシア、インドネシア、オーストラリア、ニュージーランドの9ヵ国の130地域以上の施設における約４０００人の冠動脈疾患患者を対象とした研究を行っています。対象者は過去の受診で冠動脈疾患と診断され、６ヵ月以上経過観察された症例です。分担した日本の調査では、全国の２２施設から男性３７４例、女性１０６例の計４８０症例（平均年齢６４歳）が選出されました。

その結果、アジア太平洋地域では全般に肥満者は少ないのですが、喫煙者や、高血圧と糖尿病にかかっている人が多いことがわかりました。冠動脈疾患患者における肥満者（体格指数２５以上）の比率は２６〜６３％と、バラツキがみられますが、総じて欧米諸国より低い割合でした。高血圧の比率は欧米諸国（約５０％）よりかなり高く６０〜８０％で、日本でも７２％でした。また、糖尿病を合併している割合は欧米諸国にくらべて高く、日本は３４％で、この値は欧米諸国の約二倍です。高コレステロール血症の比率は欧米なみの国もあります。いずれにしても、日本での冠動脈疾患の危険因子としては、欧米諸国と類似してきていることがわかります。

二　再発率の高い脳卒中を予防する

脳卒中とは

脳卒中は脳出血、くも膜下出血、脳梗塞（脳血栓と脳栓塞）に大別され、動脈硬化や高血圧がおもな原因で発症します。脳の血管が詰まったり、破れたりしたときの急性な血液循環障害で起こります。重症になるとそのまま死亡することが多く、命を取りとめた場合でも、手足の自由がきかなくなったり、舌がもつれたりして日常生活に支障をきたすことがあります。

最近発表された、日本の脳卒中の初発患者を１０年間追跡した研究をみると、脳卒中の再発は５年目の累積再発率が３５・３％、１０年目が５１・３％となっています。これは、日本は他国にくらべて再発率が高いことがわかります。

魚を食べる人ほど脳卒中になりにくい

魚介類の摂取が脳卒中の発症を防ぐことは、一部の前向き研究で明かにされています。しかし、これまで脳卒中の病型別発症リスクと魚介類の摂取との関係を調べた研究はありませんでした。

米国ボストンのハーバード公衆衛生院のイソ氏らは、一九八〇年に34〜59歳の「看護師健康調査」の登録者を対象として、魚介類とn-3系脂肪酸の摂取量と、病型別脳卒中の発症リスクの関係を検討しました。登録者108万6261人を一九八〇〜九四年に追跡調査した結果、574人が脳卒中を発症していました。この内訳は、くも膜下出血が119例、脳内出血が62例、虚血性脳卒中が303例、病型不明が90例でした。

その結果、魚介類の摂取が月1回の女性にくらべて摂取回数の多い女性では、全病型の脳卒中発症リスクが低下していました。より客観性を得るために、年齢や喫煙習慣、その他の心血管系の危険因子などを補正した発症リスクは、魚介類の摂取が月1〜3回の人では0・78(22%低下)、週2〜4回の人では0・73(27%低下)、週5回以上の人では0・48(52%)でした。このことから、大量に食べるほど予防効果が大きいことがわかりました。

病型別にみると、魚介類を週2回以上食べる女性では血栓性脳梗塞のリスクが0・49（51％低下）と有意な減少を示しました。また、魚介類とn‐3系脂肪酸の摂取量が多いと、血栓性脳梗塞のリスクが低下しました。

一方、ハーバード大学公衆衛生院のヒー氏らが一九八六年に始めた「男性医療従事者健康調査」は、開始時点で心血管系疾患を患っていない40〜75歳の医療従事者4万3671人が対象です。しかも、12年間にわたる大規模な前向き研究でした。魚介類の摂取量については、妥当性を確認した詳細な食物頻度質問表（判定量）を使って実施されました。一九八六年と九〇年、さらに九四年の時点における、魚介類とn‐3系脂肪酸の摂取量（累積平均）と、それに対する脳卒中の病型別相対リスクが検討されました。

その結果、脳卒中の発症者は、虚血性が377人、出血性が106人、分類不可能な脳卒中が125人となっています。虚血性脳卒中のリスクをみると、魚の摂取が4週で1〜3回の男性は、4週1回未満の男性にくらべてリスクが0・57（43％低下）と有意に低くなっています。しかし、週5回以上食べても、それ以上のリスク低下はみられていません。

三　日本人に急増の糖尿病を予防する

糖尿病とは

糖尿病は慢性の高血糖状態、つまり血中ブドウ糖濃度の過剰状態であり、原因には遺伝因子とさまざまな環境の組み合わせがあげられます。血糖調節に大きな役割をはたすのがインスリンで、このホルモンは膵臓ランゲルハンス島のB細胞で合成され分泌されます。糖尿病患者にみられる高血糖はインスリンの欠乏、あるいはインスリン抵抗因子の過剰が原因とされ、この不均衡によって糖質、たんぱく質、脂肪代謝の異常が引き起こされます。

40歳以上の四人に一人は糖尿病の疑い

糖尿病は、生活習慣と無関係におもに小児期より発症するI型糖尿病（インスリン依存性）と、わが国の糖尿病の大部分を占めるⅡ型糖尿病（インスリン非依存性）に分けられます。Ⅱ型糖尿病の発症には食事や運動などの生活習慣が大きく関係しています。また、糖尿病は脳卒中や虚血性心疾患などの危険因子であり、合併症としては腎臓障害、網膜の細小血管病変、末梢神経障害、高度の動脈硬化症などがもたらされます。日本で人工透析を必要とする患者の第一位は糖尿病性腎症で、二〇〇四年には全体の約４０％でした。

糖尿病は運動嫌いの肥満した人に多く、やせた人には少ないといわれます。過食と運動不足がインスリン抵抗性を増加させます。日本人は体質的にインスリン分泌の予備能が少なく、比較的軽度のインスリン抵抗性が生じるだけで糖尿病を発症しやすいのです。インスリン抵抗性とは、インスリンの分泌作用が阻害された状態をいいます。末梢の糖利用のうち８５～９０％を占める骨格筋では、インスリンの作用が十分に表れず、糖の取り込みが低下します。このためインスリン抵抗性が、インスリン分泌不全とともに、耐糖異常や糖尿病発症の原因となります。

日本では二〇〇二年に、糖尿病の実態を把握するために、国民栄養調査と併せて糖尿病の実態調査が実施されました。現在、日本の糖尿病患者（要医療群）は７４０万人、その予備軍（要指導群）８８０万人も含めると、計１６２０万人と推計されています。５年間で糖尿病予備軍を含めて２５０万人が増加し、４０歳以上の４人に一人は糖尿病が疑われています。この状況に対し、厚生労働省の医療費適正化対策は、健診カバー率を現行の約6割から約9割へ引き上げるとともに、生活習慣改善のための事業の指導実施率を7割からおよそ9割へと拡充することを考慮しています。これによって、糖尿病の発症者は280万人から210万人へと20％ほど抑制できると見込んでいます。糖尿病の発症と重症化の予防は、心疾患や脳卒中の対策と共通していることから、相乗効果があると考えられます。

低脂肪高糖質の食事が糖尿病の発症を抑制

食事の内容が糖尿病の発症と関係があることは、古くから指摘されています。

この分野では世界的に著名な英国のロンドン大学教授ヒムスワース氏は、食生活が欧米化した各国の栄養素摂取量と糖尿病発症との関係を30年間にわたって検討しました。そして、高脂肪や低糖質の食事が糖尿病の発症を促進する一つの要因であることをいち早く明らかにしました。

日本でも第二次世界大戦後、広島大学の川手亮三氏が在米日系人と広島県の住民の糖尿病の有病率を比較調査しました。その結果、糖尿病を患っている人は、在米日系人のほうが広島県の住民よりも多いことを明らかにしました。1日の摂取カロリーは両者間で差がないのですが、在米日系人はたんぱく質と脂肪を大量に摂り、一方で糖質の摂取が少ないことを指摘しています。ちなみに、在米日系人が摂っている動物性脂肪は、広島県の住民の約二倍でした。

一方、心疾患の予防法として、飽和脂肪酸の摂取量を減らした食事が広く推奨されています。米国のジョン・ホプキンス大学のアペル氏らは、高血圧前症あるいは高血圧症の成人164人に介入試験を行いました。これは、高糖質（炭水化物）の食事、高たんぱく質（たんぱく質の約半分は植物から摂取）の食事、および不飽和脂肪酸（一価不飽和脂肪酸が中心）を多く含む食事を、6週間を一期として、三期にわたって試験しています。その結果、いずれの食事介入でも血圧、低比重リポたんぱく（悪玉）コレステロール、冠動脈疾患の推定リスクは、試験開始時にくらべて低下しました。健康的な食事の場合、糖質の一部をたんぱく質か一価不飽和脂肪酸に置き換えれば、さらに血圧の低下や心血管系疾患のリスクの低下が予測されます。まさに、n-3系脂肪酸を豊富に含む魚介類の効果が期待されるところです。

四　死亡原因第一位のがんを予防する

がんになる原因は食事にあった

日本人の死亡原因の第一位はがんで、二〇〇四年のがんによる死亡者数は３２万３５８人となっています。全がんの年齢調整死亡率（基準人口で年齢構成の歪みを補正）は図13のように、一九八一年から漸次増加してきました。ここ5年間は減少傾向を示していて、とくに胃がんの死亡率は、男女ともに一九六五年から大きく低下し、二〇〇〇年における死亡率は３０年前の約半分です。これは食生活をはじめとする日本人の生活様式の変化や、医療技術の進歩によることが大きいと考えられています。これが、日本の全がん死亡率を引き下げている理由です。なお、米国でも最近では、乳がんを除き、がんの罹患率は低下しています。

がん研究の世界的権威、英国のリチャード・ドル卿は、がんの原因の６０〜７０％が環境要因、とりわけ食生活が主原因であると指摘しています。日本人の平均寿命はのびていますが、相変

図 13　部位別にみたがんの男女別年齢調整死亡率の推移

（厚生労働省　2004）

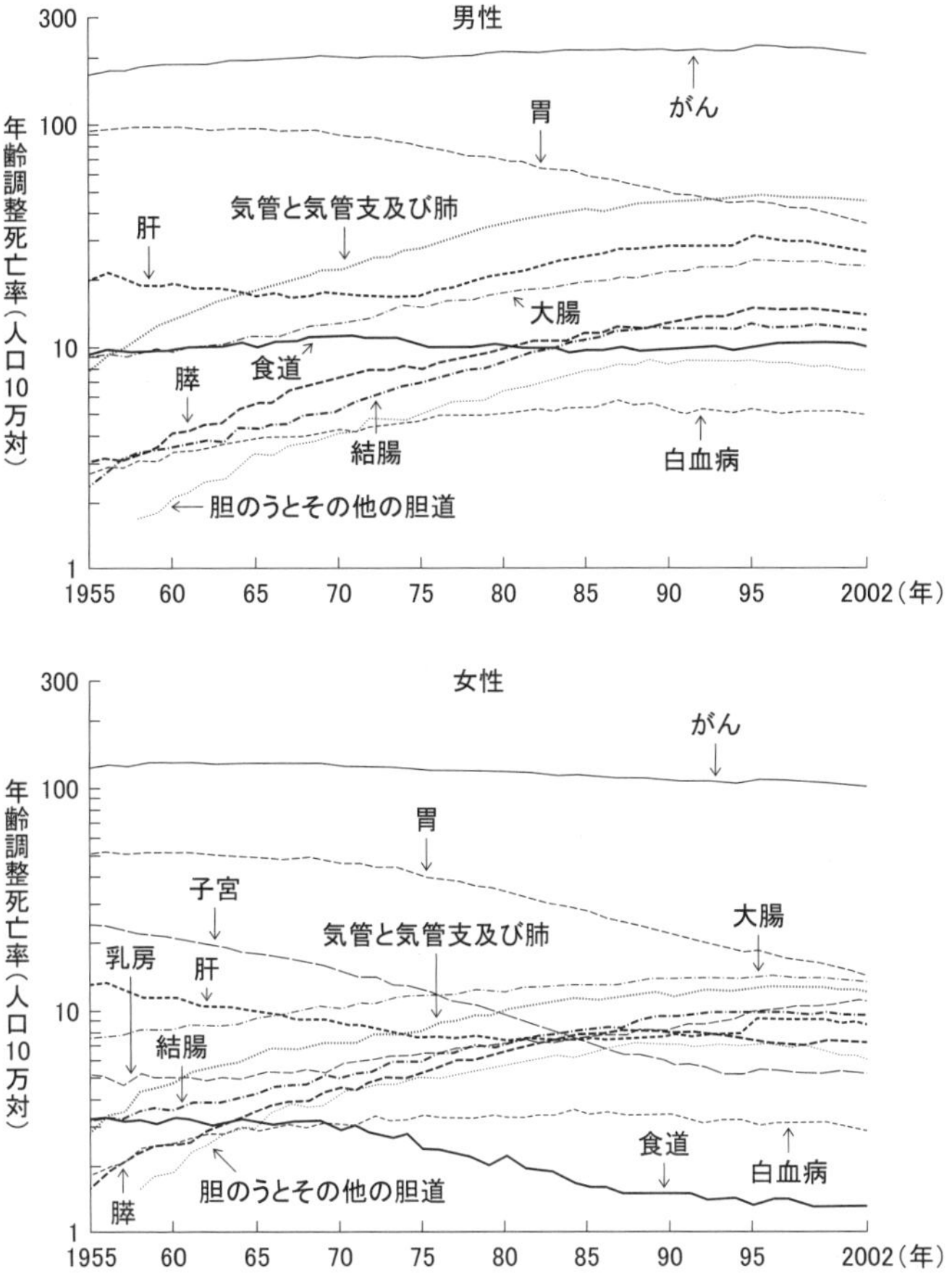

注・大腸は結腸と直腸Ｓ字状結腸移行部と直腸を示す。ただし 1965 年までは直腸肛門部を含む。
・結腸は大腸の再掲である。
・肝は肝と肝内胆管である。
・年齢調整死亡率の基準人口は「昭和 60 年モデル人口」を使用。

らず死亡原因の第一位はがんです。最近は肉を中心とした偏った食事、とくに動物性脂肪の摂取と大腸がん、乳がん、卵巣がん、前立腺がんの増加との関連が明らかになってきました。

一九八八年に提出された米国厚生省長官の「栄養と健康に関する報告書」のがんの項目には、食事から摂る油脂の増大が肺、乳房、結腸、前立腺などのがん発生を増加させるという報告が多くあります。これらは、「高カロリー食を避ける意味で、油脂を制限することによる効果は期待できる」としています。ここに魚食の有益性をうかがい知ることができます。

愛知がんセンター研究所の富永祐民氏によると、高脂肪で低繊維質の食物を多く摂った場合、これを消化・吸収するために胆嚢にたまっている胆汁は、十二指腸に流れ込み、腸内に棲む嫌気性菌がもつ脱水素酵素によって二次胆汁酸に変化します。

この二次胆汁酸は発がんのプロモーター（促進因子）であることが、動物実験で明らかにされています。つまり、過脂肪の食事自体には発がん性がなくても、体内で発がんリスクのある危険因子をつくってしまうということなのです。

そのほか、動物性脂肪の大量摂取は、腸内でビフィズス菌などの善玉菌を減らしてしまいます。腸には腸管免疫と呼ばれる、人体で重要な働きをもつ免疫システムが備わっていて、善玉菌は、その正常な機能にも深くかかわっています。ビフィズス菌が減少することによって免疫力が低下してしまいます。

プロムナード

年齢調整死亡率と年齢標準化死亡比

人口統計で死亡率とは、その地域における1年間の死亡数を総人口（一〇月一日）で割った人口1000対の率です。この比率は地域による人口の年齢構成に大きく影響されます。そこで基礎人口を用いて年齢構成の歪みを補正したのが年齢調整死亡率です。一九九〇年からは基準人口に「昭和六〇（一九八五）年モデル人口」を使っています。これは一九八五年の国勢日本人口を一定の方法で補正したものを1000人単位にまとめたものです。

年齢標準化死亡比は、死亡危険は年齢によって異なるので、年齢構成を一定の方法で標準化して異なる集団間の死亡率をくらべたものです。この比が1を下回る集団は、平均より死亡が少なく、1を上回る集団は平均より死亡が多いと判断できます。

魚介を毎日食べる人はがんになりにくい

日本の食生活の大きな特徴の一つは、魚を食べることです。こうした魚介類の消費が健康に有益な影響を与えていることは、81ページで述べた平山雄氏らによる大規模な前向き（追跡）調査で明らかにされています。

これによると、魚介類を毎日食べる人は食べない人よりも、がんによる死亡率は、**図14**のように低下しています。魚介類摂取別に各がんの年齢標準化死亡比（相対リスク）は**表7**（83ページ）に示したように、毎日食べる人とくらべ食べない人では肝硬変が1・74（74％増）、胃がん1・44（44％増）、肝臓がん2・62（162％増）、子宮頸がん2・37（137％増）と、そろって死亡率が高いことがわかります。さらに、子宮頸がんのリスクは**図15**のように、どの年齢でも魚介類を食べる頻度が低いほど高くなっています。こうした効果は、カルシウムや鉄分、各種ビタミン類の供給源として、魚介類が大きな役割を占めていることがわかります。

また、ヨーロッパでも魚介類を多く食べる人は、総死亡率が低いことは知られていました。発がんリスクとの関連性については、スペインのカタルニア大学のフェルナンデツ氏らが、一九八三〜九六年に北イタリアで調査されたいくつかの症例・対照研究のデータを使って

図 14　魚介類摂取別にみたがん死亡年齢累積死亡率

（平山雄　1992）

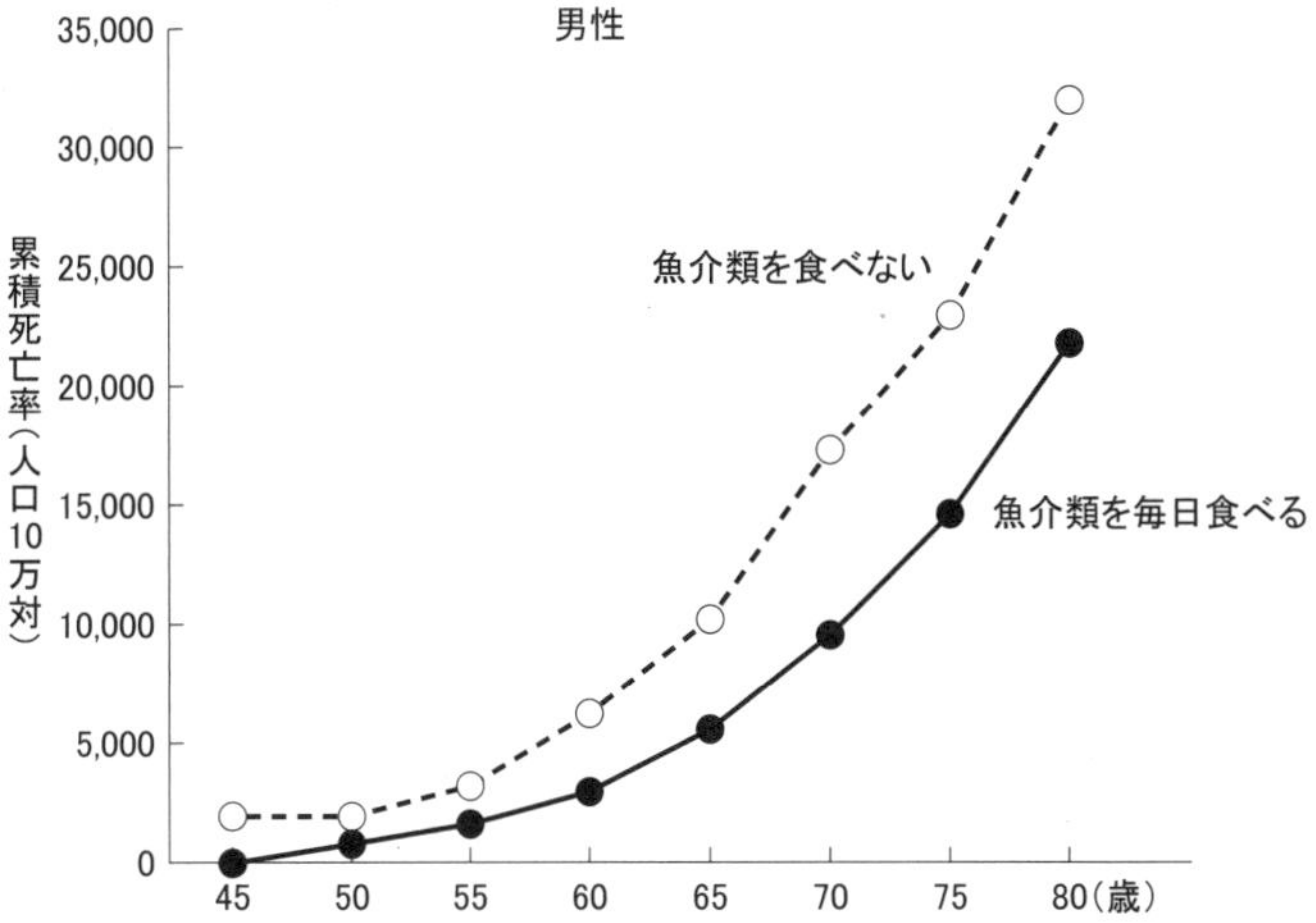

図 15　魚介類摂取頻度別にみた子宮頸がん死亡率

（平山雄　1992）

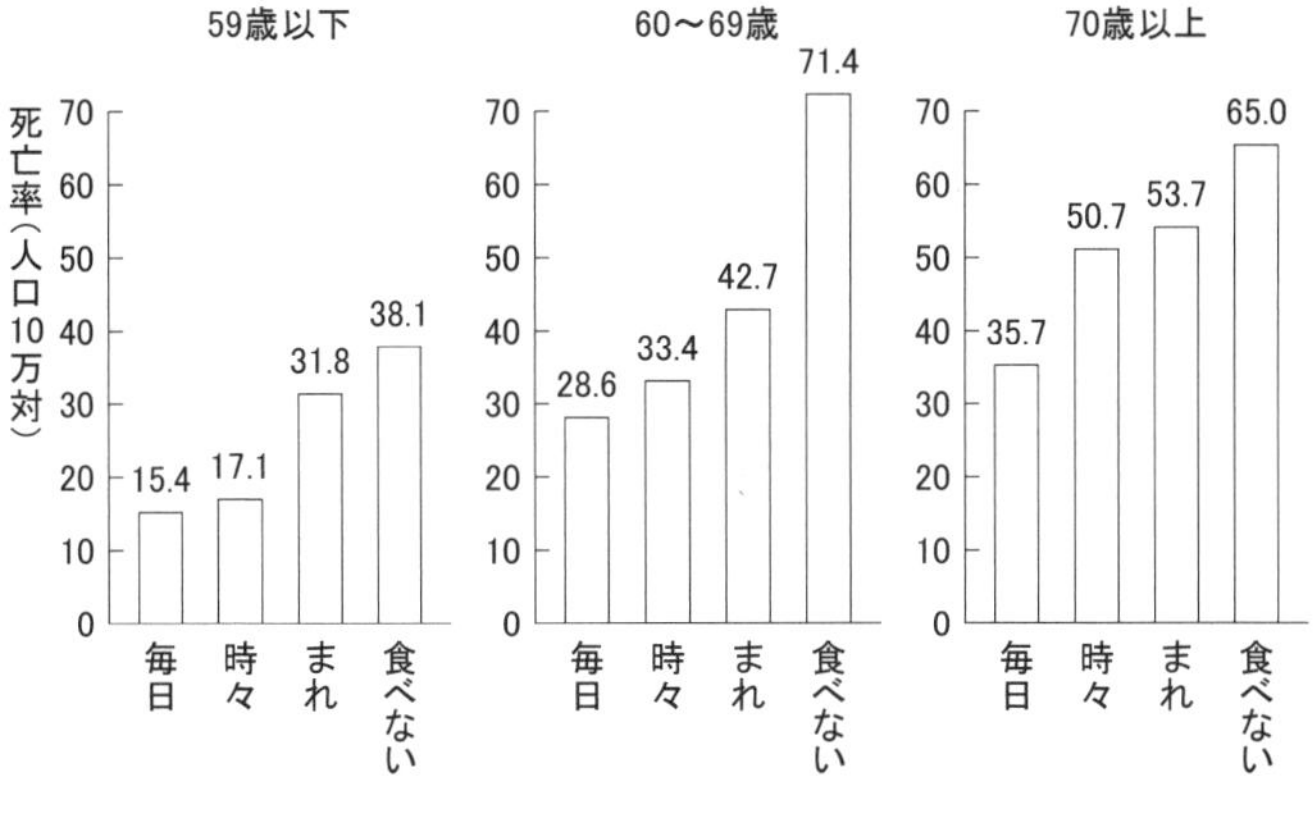

解析しています。対象の症例群は各部位のがん、ホジキン病（悪性リンパ腫の一種）、非ホジキン性リンパ腫、多発性骨髄腫を発症した75歳未満の男女1万149人を、対照群としては同年齢でこれらの病気以外に罹患している男女7990人です。

その結果、魚介類をよく食べる人は食べない人にくらべて、消化器系がんの発症リスクが低いことが一貫して認められました。魚の摂取が週二回以上の場合の発がんリスク（1回未満の人を1とする）は、口腔と咽頭がんで0・5（50％減）、食道がんで0・6（40％減）、胃がんで0・7（30％減）、結腸で0・6（40％減）、直腸で0・5（50％減）、膵臓で0・7（30％減）と、ほとんどの消化器系がんの発症を抑制していることがわかります。この結果は、年齢や性別、教育程度、喫煙の有無、飲酒量、体格指数の違いなどで補正してみても変わりません。

また、魚介類の摂取と喉頭がんや子宮内膜がん、卵巣がん、さらに多発性骨髄腫の発症リスクとの間にも負の相関が確認されました。これは、毎日魚を食べることが消化器系以外のがんに対しても予防効果のあることを明らかにしています。

魚油の脂肪酸が大腸がんの発生を抑制

大腸がん発生には、食事因子が大きくかかわっていることがわかりました。脂肪の大量摂取が大腸がんの発生を促進させることは、数多くの実験研究や疫学研究で確かめられています。肉類を多く食べる先進国では大腸がんと直腸がんの発生率が高く、現在、世界で年間に約94万5000人がこの病気に罹患し、そのうちの49万2000人が死亡しています。地域別ではオセアニア、北米、西欧で多くみられます。

一方、少ない地域は魚介類を多く食べる日本や北イタリアなどです。しかし、近年では日本での罹患率が高くなってきました。日本における大腸がんの年間罹患者数は約9万人、そのうちの死亡者数は3万6000人といわれ、その上昇の原因に食生活の欧米化、つまり動物性脂肪の過剰摂取があげられています。

日本における一九五五〜二〇〇〇年の脂肪摂取量を食品群別でみてみましょう。総脂質は一九五五〜七五年にかけて約2・8倍に増加しましたが、その後はほとんど増加せず、最近では減少傾向です。また、食品群別構成では、植物性脂質の摂取量が最も大きく変わり、この間に1人1日あたり約13gから26gへと増加しています。ところが、魚類からの摂取は4〜6gと低いまま、ほとんど変化していません。

大腸がんによる死亡率と1日あたりの脂肪摂取量の関係をみると、一九五五〜七五年では両者に正の相関を示しましたが、その後は脂質の摂取量は増加していないにもかかわらず、大腸がんによる死亡率が急増し続けます。つまり、脂肪摂取と死亡率には時間差があると考えられます。

この時間差について、関西医科大学の高田秀穂氏は、１０年と仮定して一九六二〜七一年の持続的な脂質摂取の蓄積が、大腸がん死亡率の増加に関連があるのかを検討しました。その結果、総脂質、植物性脂質、動物性脂質はいずれも強い正の相関（０・９６〜０・９９）を示しているのに対し、魚類の脂質だけが強い負の相関（−０・８８）を示しました。このことから、植物性脂肪の大腸がん発生の増強作用はリノール酸（ｎ‐６系脂肪酸）であることがわかりました。さらに、魚油に含まれるｎ‐３系脂肪酸が大腸がんの発生を抑制していると考えられます。実際に、魚油の供給源である魚類が大腸がんを予防することは、実験的にも確認されています。しかし、脂肪酸組成の違う動物性脂肪を過剰に摂取することは、結腸がんの誘発を促進するので、注意が必要です。

大腸がんの予防は、大きく次の二つです。①総脂質の摂取量を少なくし、リノール酸を多く含む植物油やマーガリンを使わないこと。②がんの発生には長期間の食生活が影響するため、小児期からの食生活の改善を早急に行うこと。さらに、魚介類はできるだけ毎日食べたいものです。

魚をたくさん食べるほど予防効果がある

世界保健機関の外部組織である国際癌研究機関（ＩＡＲＣ）のリボリー氏は、欧州癌前向き調査（ＥＰＩＣ）の最初の5年間の追跡調査で得られたデータから、魚の適量摂取が大腸がんのリスク減少と関連していると発表しました。この調査は欧州諸国の多施設で実施され、４７万８０３９例を対象にして、一九九三〜二〇〇〇年に食生活とライフスタイルに関するデータを集めています。この調査では食品を次の三類型にしています。①赤身魚と脂肪の多い魚の両方を含めた魚群。②牛肉、子羊肉、豚肉の赤身肉群。③加熱ハム、生ハム、ソーセージ、ベーコン、ホットドック、ランチョンミートなどの加工肉群。

その結果、大腸がんは１３２９例発見され、その内訳は結腸がんが８５５例、直腸がんが７４３例でした。がん発生のリスクを三群で比較すると、魚摂取群だけがリスクを減少させました。がんの減少傾向は、魚の摂取量が多いほどリスクが低下するという、量による依存性が認められました。

米国のヤン氏らは、魚の摂取と直腸がんや結腸がんとの関係を「症例・対照研究」という疫学的調査手法で精査しました。大腸がんの患者９２８例と各症例（性別、年齢、職業、食習慣など）に一致した健康な対照４万６８８６例を選んで検討しました。その結果、魚を週2回以上食べている人の大腸がんの発症リスクは０・５、すなわち死亡率が５０％も低下するという卓効がみられました。

このように世界の疫学研究でも、魚が大腸がんの予防に効果的に働くことを示し、実験的研究が示唆する大腸がんの予防効果とよく合致しています。

赤身肉や加工肉が好きな人は結腸や直腸のがんになりやすい

米国がん協会疫学部専門責任者のタン氏らは、赤身肉、サラミやパストラミなどの加工肉を多量に食べると、結腸がんや直腸がんのリスクが増加することを公表しました。５０〜７４歳の男女１４万８０００人以上を２０年間にわたって追跡した最大規模の前向き研究を行いました。赤身肉の多量摂取群には男性で1日約８５ｇ以上、女性で1日約５７ｇ以上を、加工肉の多量摂取群は男性で週5〜6日以上、女性で週2〜3日以上と決め、赤身肉と加工肉を週に3回未満しか食べなかった人たちを最少摂取群としています。

その結果、赤身肉と加工肉の多量摂取群は、最少群にくらべて結腸や直腸のがん発症リスクが５０％高いことがわかりました。タン氏によると、同様の研究はこれまで２０件にのぼりますが、ほとんどの研究は摂取量が多いほどがんリスクが高いと報告しており、今回の研究は最も大規模なもので、赤身肉や加工肉のがん発症との関係は明確になったと述べています。

魚を毎日食べると肝がんの死亡率が低下

日本では５０代の男性の肝がんおよび肝硬変の増加が注目されています。前述の国立がん研究所の平山雄氏らによる前向き研究では、一九六六～八二年に肝がんと診断された男性７８８例（５０～５９歳）のうち、原発性肝がんと明記してあるもの、そして明らかに肝硬変を患って肝がんになったと思われる１２３例を選び出し、肝がんと食生活の関係を詳しく検討しています。

その結果、**図16**のように毎日魚類を食べている人は、食べない人にくらべて、肝がん全体では死亡比が０・９６（４％減）ですが、原発性肝がんに限ると、死亡比は０・８４（１６％減）と低下しています。しかし、毎日肉を食べている人では死亡比が１・３４（３４％増）、原発性肝がんに限ると１・７０（７０％増）といちじるしくリスクが上昇しています。しかも、毎日肉を食べる人は、肝全体・原発性肝がんのいずれも5％以下の危険率で有意に高いのです。

図16　肝がんおよび原発性肝がんと食生活の関係

（平山雄　1987）

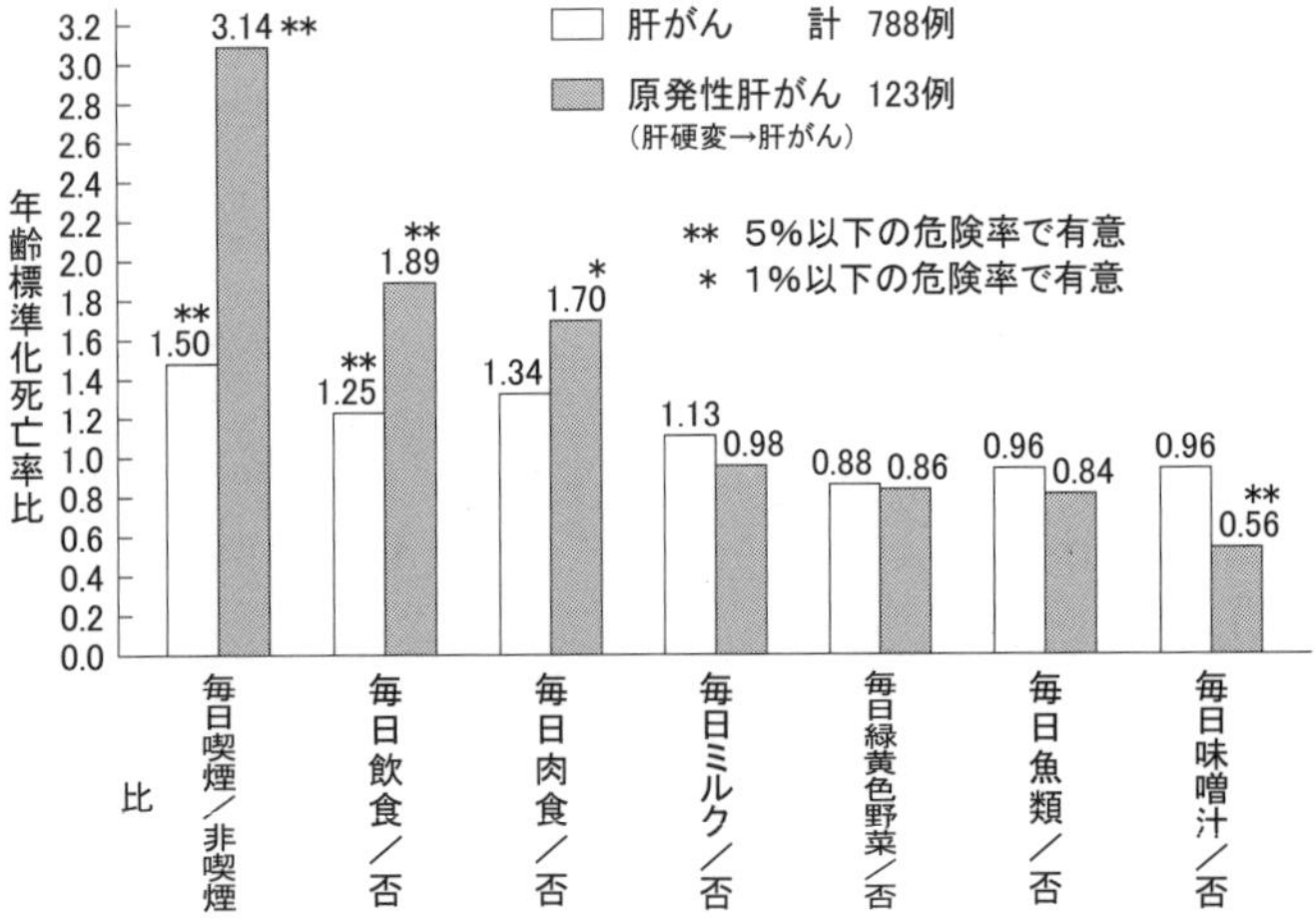

高脂肪の魚は腎がんを予防

これまで、腎細胞がんと高脂肪の魚の摂取との関連を報告した研究はみられませんでした。しかし、スウェーデンのカロリンスカ研究所のウォルク氏らは、女性の高脂肪魚、低脂肪魚の摂取量と、腎細胞がん発生リスクの関連を検討した大規模追跡研究の結果を明らかにしました。

このスウェーデン乳房造影法コホート（群）研究は、40～76歳のスウェーデン人女性6万1433人を含む一般住民を対象に、一九八七～二〇〇四年にかけて平均15・3年の追跡を行いました。厳密に高脂肪魚を週1回以上食べる女性と、魚を食べない女性とくらべたところ、高脂肪魚を食べている女性では腎細胞がんの相対リスクが０・５６、つまり発生率が４４％も低下していることが証明されました。

魚介類を食べて乳がんのリスクを低下

総脂質の摂取量が多い国ほど、乳がんの罹患率や死亡率が高いことが指摘されています。しかし残念ながら、これまでの研究報告では、総脂質の摂取と乳がんのリスクとの間に明確な関連は認められていません。その理由として、欧米では総脂質の摂取量が多いのに対し、日本では摂取量がそれほど多くなく、さらにおもに魚介類の脂質に多く含まれるｎ－３系脂肪酸を摂取しています。そのため、乳がんとの関連では、総脂質よりも脂質や脂肪酸の種類が問題なのではないかと考えられています。日本では二〇〇四年の乳がんの年齢調整死亡率は、がん死亡全体の４・３％でしたが、昭和四〇年代から上昇しています。

愛知県がんセンターの若井健志氏らは、文部科学省の助成で、魚介類の摂取が多い日本での大規模な疫学研究を行いました。調査の対象は４０～７９歳の中高年女性２万５３９７人で、平均７～６年の追跡期間中に新規の乳がん患者は１２７人認められました。これに総摂取エネルギーで調整した推定脂質摂取量を、少ない順に第一～四群に分けて乳がんリスクを検討しました。その結果、脂質摂取量の少ない第一群に対する第二、三、四群の乳がんリスクの有意な増加はみられませんでした。さらに、植物性の脂質についても関連は認められませんでしたが、動物性脂質、とくに魚介類の脂質が最も多い第四群では、乳がんの相対リスクが０・５７でした。すなわち、死亡率が４３％低くなっていることが明らかになりました。

ＥＰＡが前立腺がんの成長を抑える

マグロやカツオの眼窩脂肪から高濃度のＤＨＡが発見され、それ以降、サプリメントの道が開かれました。動物実験では、魚に含まれるＥＰＡやＤＨＡが前立腺がんの細胞の増殖を抑えることはわかりました。しかし、ヒトの魚食による発がんリスクの抑制効果は推測の段階で、欧米でも日本でも、検討がまだ十分ではありませんでした。これまで、スウェーデンでは北大西洋寒流産のサケやニシン、サバなどを食べることで前立腺がんのリスクが低くなっているのは、魚介類に含まれる必須脂肪酸によると推測されてきました。

最近になってようやく、魚介中のＥＰＡが前立腺がんの細胞の成長を抑えるとの知見が報告されたのです。

スウェーデンのカロリンスカ環境医学研究所のテリー氏らは、スウェーデンの男性６２７２

人の同年齢集団を対象として、魚介類の消費量と前立腺がんとの関連を前向き研究によって調査しました。対象者には食事内容として魚が「まったくない」、「きわめて少量」、「少量」、「中程度」、「大量」の５段階の質問表で回答を得ました。調査開始時の平均年齢は５５・６歳で、３０年におよぶ追跡調査の期間中に４６６例の前立腺がんが発症しました。このときの平均年齢は７６・７歳でした。

結果から、中程度の消費群に前立腺がんが多発していることがわかりました。そこで、中程度群のリスクを参考値とし、そのほかの群とくらべたところ、魚を「まったく食べない」群と「きわめて少量」群の前立腺がんの発症頻度は、「中程度」あるいは「大量」に食べる群よりも2〜3倍も高い数値でした。魚の摂取量が、前立腺がんのリスク低下に関与していることがはっきりしました。

がん抑制の機構については、魚油中のＥＰＡがアラキドン酸（ＡＡ）によるプロスタグランジン（がんの発症をうながす物質）の生体内合成を抑制するためと考えられています。高脂肪の魚を大量に食べるスウェーデンやデンマークの人々の血中ＥＰＡ濃度は3〜4倍も高いことは、ヨーロッパ１６地域の同年齢集団を対象とした「がんと栄養のヨーロッパ前向き研究」（横断研究）で明らかにされていました。

日本では東北大学の佐藤文美氏らが、大規模な前向き研究で、魚を多く食べる人は前立腺がんの罹患リスクが約２０％低下する傾向があることを確認しています。この調査は、一九九四年に宮城県大崎保健所管内に居住する４０～７９歳の男性1万８８６６例を7年間追跡しました。魚の摂取者は新鮮な魚介類のほか、カマボコやチクワなどの練り製品の摂取も含めます。

その結果、１０４名の前立腺がん罹患がみられました。年齢、総摂取エネルギー、飲食、喫煙、歩行時間、肥満（体格指数）、婚姻状況のほか、緑茶、カルシウム、牛肉の摂取状況などを補正して精査したところ、魚の摂取量が増えるにしたがい罹患リスクが減少する傾向が示されたのです。とくに７０歳以上の群で減少したことは、摂取量の依存性が認められ、年齢が上がるほど明確でした。

プロムナード

食用油は前立腺がんの敵

米国のサンフランシスコ復員軍人局医療センターのフルフォド氏らは、培養細胞を使った実験で、コーン油などに含まれるn‐6系脂肪酸が前立腺がんの増殖を促進することを明らかにしました。n‐6系脂肪酸はコーン油をはじめ、パンや焼き菓子類に使われる食用油の大部分に含まれており、このことは非常に重要だと述べています。

六〇年前の米国では、n‐6脂肪酸と有益な脂肪酸であるn‐3系脂肪酸の摂取比率が1対2でした。しかし、現在ではこれが大幅に逆転して25対1となっています。

さらに、この六〇年間で米国の前立腺がんの発症率は確実に増加していると報告されています。

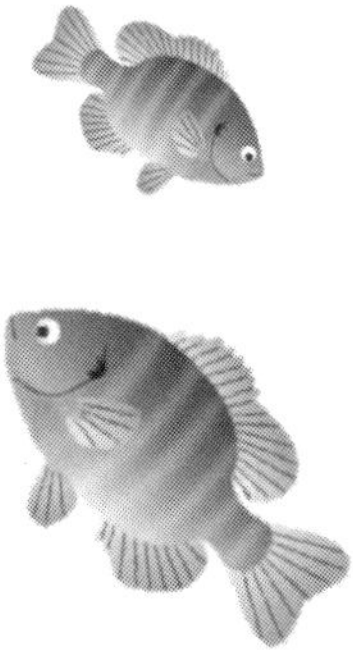

五　長寿大国の悩み、老人性認知症を改善する

老人性認知症とは

古来から、老化と長寿はつねに人々の関心事でした。一般に老化は、ヒト進化の過程で成立した現象と考えられることから、遺伝的因子が関連し、これに活性酸素や栄養など多くの環境因子がからみ合った結果とみられています。脂質の過酸化は、生活習慣病の引き金や増悪因子として指摘されていますが、老化もまた促進させるのです。

一般にヒトは初老期になると、身体的な衰えとともに、精神的にも衰退の方向に進んでいきます。こうした期間には、精神障害が表れることも多く、とくに抑うつ的傾向の強い認知症が起こりやすいといわれています。

日本の老人性認知症患者は、６５歳以上の高齢者の5〜6％を占め、３００万人を上回っています。このうちの大部分が脳血管性認知症で、原因不明のアルツハイマー型認知症の患者は、

全体の20~30%といわれています。

厚生労働省が介護保険第一号被保険者について、二〇〇二年一~一二月までの各月間の要介護認定データなどを基に、同年九月末に推計した結果では、要介護認定者は314万人、そのうち在宅者は210万人となっています。要介護認定者のおよそ二人に一人は「何らかの介護・支援を必要とする認知症がある高齢者」で、約四人に一人は「一定の介護を必要とする認知症がある高齢者」ということです。

週1回の魚で3~4歳若返る

米国のラッシュ大学医療センターのモリス氏らによると、魚を週1回以上食べると、高齢者における認知機能障害の進行を年間あたり10%遅らせられるといいます。

研究は65歳以上のシカゴ住民を対象に6年間のデータを分析した中間報告で、一九九三~九七年に初回調査を、その後3年ごとに二回の追跡調査が行われました。面接調査では、四つの標準認知機能検査と139種類の食品摂取頻度に関する食事調査、さらに日常活動、運動強度、飲酒習慣、既往歴が取り上げられました。

その結果、二つの人種が居住する地域の高齢住民で、魚を多く食べている人は、週1回未満の人とくらべて認知機能低下の進行速度が10〜13%遅延していました。これは、結果的には3〜4歳若い人と同等の進行速度です。なお、野菜と果物の摂取量を補正してみても、機能低下の速度の差は変わりませんでした。

ここで、魚食によるたんぱく質の摂取が認知症予防に有効であるとした最新の研究をみることにしましょう。

自治医科大学の植木彰氏らは、厚生労働科学研究の一環として食事栄養と高齢者の認知機能の関係を多角的に検討し、その一部を報告しました。それによると、埼玉県、秋田県、島根県など全国6地域のコホートで、認知機能の変化を2年連続して受診した95例のうち、機能改善群のたんぱく質摂取量は1日あたり平均で86・6gでした。これは、機能悪化群の74・6gに対して有意に多いことがわかりました。受診者は魚介類の摂取量も多く、α‐リノレン酸やEPA、DHAなどが含まれる脂肪酸も、機能悪化群にくらべて有意に多いことが確認できました。

一方、認知機能の変化を調べた新潟のコホートでは、認知機能が悪化した群は不変群にくらべてビタミンCや葉酸、DHAの摂取量が有意に少ないことがわかりました。このことから、魚や野菜といった脂肪酸や抗酸化ビタミンの摂取は、認知機能の低下を予防することが示されています。

米国のコロンビア大学医療センターのスカーミーズ氏らは、地中海沿岸の食事様式がアルツハイマー病のリスク低減に役立っていることを明らかにしました。研究調査の内容をみると、成人１９８４例（平均年齢は７６・３歳）を対象として、過去1年間の食事内容を、果実、野菜、豆類、魚介類、オリーブ油、適度のアルコール、少量の肉と乳製品から調理される地中海式ダイエットとその近似度を点数化し、近似度とアルツハイマー病に対する予防効果との相関関係を分析しました。

その結果、地中海式ダイエットに近似していた程度により、アルツハイマー病の罹患リスクが１９〜２４％低減していることがわかりました。さらに、肥満度や年齢などの危険因子を補正すると、点数評価の上位三分の一では、下位三分の一に比べて罹患リスクが６８％も低くなっていることが確認されたのです。

老人性認知症で通院、または入院患者を対象に魚油を投与した研究もあります。それによると、脳血管性認知症患者１３人（平均年齢７８・８歳）、およびアルツハイマー病患者５人（６８・８歳）に魚油のＤＨＡを1日あたり７００〜１４００㎎投与し、対照として脳血管性認知症患者２４人（平均７３・０歳）は無処置、脳血管性認知症２０人（平均７３・２歳）には魚油以外の薬剤を投与し、この三群について6ヵ月間の症状の観察を行いました。

その結果、ＤＨＡを投与した脳血管性認知症患者は**表10**のように、6ヵ月後の計算力や判

表10　老人性認知症における魚油ＤＨＡの有益効果
投与前後の知能検査得点の変化（改善幅）

		ＤＨＡ投与群 脳血管認知症（n＝13）	ＤＨＡ投与群 アルツハイマー型認知症（n＝5）	循環改善薬追加投与群（n＝20）	投与不変群（n＝24）
言語性知能検査	見当識総点	-0.38	-0.60	-1.18	-1.54
	短期記憶	-0.32	0.08	-0.45	-0.61
	長期記憶	-0.08	-0.80	±0.66	±0.63
	計算力総点	0.77	-0.40	-1.40	-0.29
	判断力総点	0.85	-1.00	-0.85	-1.63
	高次機能	0.83	-1.52	-0.69	-1.19
	合計	1.67±4.28 * ##	-4.24±5.00	-3.88±7.04	-5.85±7.11
動作性知能検査 コース立方体		0.91±11.20	3.00±8.89	2.28±6.70	-0.30±6.80

（臨床医薬　11（4）、898、1995）

注・改善幅：投与後の得点－投与前の得点
・＊は $p < 0.05$　脳循環改善薬追加投与群とＤＨＡ投与群との比較
・＃＃は $p < 0.005$　投与不変群とＤＨＡ投与群との比較

断力、高次機能に有益な効果が認められました。このようにＤＨＡの投与で脳血管性認知症の知的改善がみられることから、マグロや青魚を毎日食べることは認知症の予防に有益と思われます。

六　女性に多い骨粗鬆症を予防する

骨粗鬆症とは

骨粗鬆症は「沈黙の盗人」といわれるように、本人がまったく気づかないうちに、骨の構成要素である無機質のカルシウムとたんぱく質のコラーゲンが減り、骨量が減少して骨がもろくなるものをいいます。症状としては、まず腰背痛を訴えますが、進行して脊椎の変形が強くなると、胸椎の後湾の増強や身長の低下がみられます。

骨粗鬆症には、原因となる基礎疾患のみられない原発性骨粗鬆症と、基礎疾患がはっきりしている続発性骨粗鬆症の二つに大きく分けられます。原発性骨粗鬆症には閉経後の女性にみられる閉経後骨粗鬆症と、加齢とともに男女の両方にみられる老人性骨粗鬆症があります。実際には女性の場合両者を区別することはほとんど不可能ですので、この二つを合せて退行期骨粗鬆症と呼んでいます。この退行期骨粗鬆症が骨粗鬆症の約９０％を占めています。

世界保健機関（ＷＨＯ）によると、ヨーロッパと米国、それに日本を合わせると、７５００万人もの骨粗鬆症患者がいると推定され、毎年２３０万人が骨粗鬆症による骨折を経験しています。日本でも、大腿骨頸部骨折の発生は年間９万例を超え、受傷後１年以内にほぼ１０％は死亡し、ほぼ３０％は日常生活の質が低下します。また、脊椎の骨折は身長の低下や背中の曲がりの原因となります。

東京都養育院の五十嵐三都男氏によると、骨粗鬆症の大規模調査で診断された患者の９２％がなんらかの腰背痛を訴えていました。男女比では１対６９で、女性に圧倒的に多くみられるのが特徴です。

骨量の減少予防には小魚が効果的

閉経後骨粗鬆症と老人性骨粗鬆症は、老齢化にともなう各種ホルモンの分泌量の変化と生活習慣の変化が原因です。

日常生活の指導は以下の三点です。①骨の材料であるカルシウムを食事で十分に摂る。②腸管でカルシウム吸収促進作用を有するビタミンＤを体内に増やすために日光浴をする。③骨に負荷をかける運動をする。

また、骨粗鬆症を防ぐ食生活の基本は、なんといってもカルシウムの十分な補給です。現在、カルシウムの摂取量は国民栄養調査でも所要量（６００㎎）に満たないのですが、予防のためには１０００～１５００㎎摂ることが望ましいといわれています。食事から十分なカルシウムを摂るには、牛乳、豆腐、小魚、海藻、緑の野菜などを積極的に食べるようにしましょう。

食材１００ｇ中に含まれるカルシウム量は多い順から、ドジョウ、シラス干し、ワカサギ、マイワシ、干しエビ、煮干しなどです。食べた分量のうち、実際に体内に吸収される量は小魚で３０～４０％、野菜では１７～２０％程度といわれ、牛乳のカルシウムは５０～６０％と高い率で吸収されます。なお、カルシウムに対してリンの割合が高すぎると、カルシウムの吸収が悪くなります。食品中のカルシウムとリンの含有比をみると、ハムや肉類はリンの割合が高く、肉より魚を食べたほうがいいことがわかります。また、ビタミンＤはカルシウムの吸収を高めます。

ただし、カルシウムの腸管からの吸収率は加齢につれて低下し、高齢者では食事の量とともに減少します。まるごと食べられる小魚は、カルシウムのすぐれた供給源で、ヒジキやワカメ、コンブなどの海藻類もカルシウムの含有量が多く、骨粗鬆症の予防が期待できます。

コラム　知っておきたい魚介の基礎知識③

日本で食中毒の原因となる動物性自然毒には、フグ毒、麻痺性貝毒、下痢性貝毒、パラトキシン、テトラミンおよびシガテラ毒などがあります。

一九八九～二〇〇四年の動物性自然毒による年間平均の食中毒事件数は36件、患者数は69人、死亡者数は3・1人となっています。原因物質が判明した全食中毒のうち、動物性自然毒による割合は件数で3・7％、患者数で0・3％にすぎませんが、死亡者数では43・6％にもなります。

・フグ中毒

最近16年間に発生した動物性自然毒による食中毒のなかで、フグ中毒の割合は事件数で年平均81・4％、患者数で67・7％、死亡者数で98・0％となっており、食中毒による死亡者の大部分はフグ中毒によるものです。原因の毒素はテトロドトキシンと呼ばれ、フグの内臓、とくに卵巣に最も多く、ついで肝臓や胃腸などに含まれています。テトロドトキシンは神経毒で、熱や乾燥に強く、加熱しても弱まりません。

食用のマフグやトラフグは有毒です。種類によってはどこにでもフグ毒素を含むものがあり、同一種類でも季節によって毒の強さが違います。天然のトラフグの６０％程度は無毒で、強毒は１０％強という調査結果もあり、滅多にあたらないがあたれば死ぬことから、フグのことを「テッポウ」と呼ぶこともあります。クサフグやコモンフグ、ショウサイフグの身は、わずかに毒があるようですが、ほとんどのフグの身には毒はありません。

予防としては、フグの毒は水に溶けにくいので有毒な内臓は捨てることです。安全な身は大量の水でよく洗います。地方自治体により資格制度を設けて営業用の調理を規制しているところもあります。

・貝毒

カキなどの二枚貝は、時期によって食中毒を起こします。昔から英語の暦で「Rのつかない月、**May**（五月）、**June**（六月）、**July**（七月）、**August**（八月）は、カキを食べるな」といわれてきました。

一九七六年、東北地方で発生したムラサキイガイによる食中毒は激しい下痢症状を起こし、これを契機に貝毒による潜在的脅威と二枚貝の安全確保の重要性が世界的に認識されました。

下痢性貝毒は一九九六年以降はあまりみられず、いわゆる低毒性期が続いています。

貝毒の原因の一つは貝の餌となる微細藻類、とくに渦鞭毛藻（ジノフィシス族）と呼ばれる植物プランクトンが生産する毒の蓄積です。渦鞭毛藻類のなかには、猛毒の麻痺性貝毒を生産するアレキサンドリウム族やジムノディニウム族が生息し、フグ毒のテトロドキシンに匹敵するような毒作用を示すことがあります。本症は一九九九年に長崎県で発生し、そのほかニュージーランド産のイガイでの食中毒（ジムノジミン貝毒）、アイルランド産のイガイでの食中毒（アザスピロ酸貝毒）など、新たな貝毒が発生しています。

・シガテラ中毒

食べたら危ない魚介類による中毒の第一にあげられるのが、シガテラ中毒です。死亡率こそ低いものの、内臓や神経系に大きな変調をきたします。本症はポリネシア、ハワイ、沖縄、カリブ海などの広い珊瑚礁海域で頻発し、世界各地で年間2万人以上の中毒患者が発生しています。

シガテラ毒素は、海藻の表面に付着する鞭毛藻の出す毒素です。草食性のニザダイ科などの魚が、微細な有毒藻類を食べることによって内臓や筋肉に毒素を蓄積し、有毒魚となります。

この有毒魚をより大型の肉食魚が食べ、食物連鎖によって毒素を次々と体内に蓄積するのです。

シガテラ毒魚はほとんどが珊瑚礁海域に生息しています。南西諸島のシガテラ毒魚は、フエダイ科、スズキ科（ハタ類）、ニザダイ科、ウツボ科、アイゴ科などです。

シガテラ中毒の予防は困難です。その理由としては、①外見、臭いや味などで毒魚の判別は不可能なこと、②煮たり焼いたりの加熱調理では毒性が軽減されないことがあげられます。また、干物や塩漬けにしても毒性は弱まらず、さらに、長時間の冷凍処置でも毒性は失われないので、シガテラ中毒魚を食べないことが肝心です。

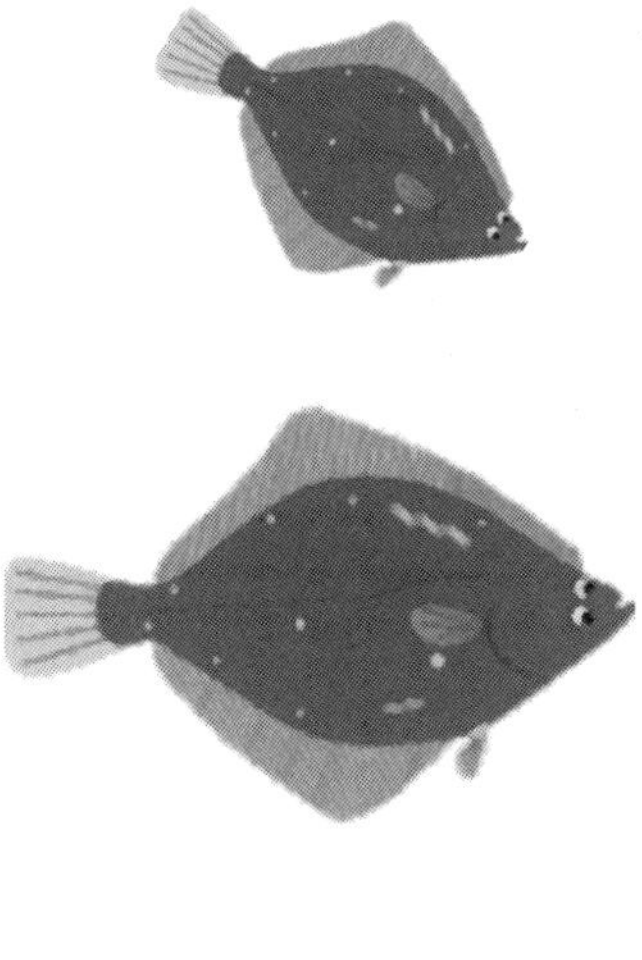

《参考文献》

Kromhout, D. et al. : N Engl J Med, 312 ,1205（1985）

Marckmann, P. & Gronbaek, M. : Eur J Clin Nutr, 53, 585（1999）

Hu, F.B. : JAMA,287,1815（2002）

Albert, C.M. et al. : JAMA,279, 23（1988）

Mozaffarian D. et al. : J Am Coll Cardiol ,45, 2015（2005）

Hu,F.B. et al. : JAMA,288,2569（2002）

de Lorgeril,M.etal. : Circuration,99,779（1999）

Singh, R.B. et al. : Lancet,360,1455（2002）

Holguin, F. : Chest,127,1102（2005）

ASPAC（アジア・太平洋地域の心血管疾患のリスク研究、ASAHI Medical ,288（2）、20（1999）

Hata, J. : J Neurol Neurosurg Psychiatr, 76, 368（2005）

Iso, H. et al. : JAMA, 285, 304（2001）

He, Ka et al. : JAMA, 288, 3130（2002）

日本国際生命科学協会：食と健康、No.5, p69（1989）

川手亮三：『糖尿病の成因』（小坂樹徳編）、医歯薬出版、1980

Appel,L.J.et al. : JAMA,294,2455（2005）

The Surgeon General's Report on Nutrition and Health USDH.PAS, 1988

富永祐民：日本医師会誌、96, 389（1986）

光岡知足：『腸内フローラと生体防衛』, 学会出版センター , 1982

Fernandez, E. et al. : Am J Clin Nutri, 70, 85（1999）
高田秀穂ほか：Medical Tribune、2004年5月27日
Riboli, E. : Doctors Guide com,（2003）, Medical Tribune, 2003年8月14日
Yang,C.X.et al（2003）
Thun,M.J.et al. : JAMA, 293,172（2005）
平山雄：中外医薬, 40, 241（1987）
Wolk A,etal : JAMA,296,1371（2006）
Terry, P. et al. : Lancet, 357, 1764（2001）
佐藤文美ら：Medical Tribune, 2006年2月23日
Hughes-Fulford, M : Carcinogenesis, 26, 1520（2005）
Morris,M.C.etal. : Arch of Neurol, 62,（2005）［オンライン版］
植木彰ら：平成17年度厚生労働科学研究報告書、2006年3月
Scarmeas, N.et al. : Archives of Neurology, on line, 2006.
臨床医薬, 11, 898（1995）
WHO Technical Report Series 921, 2004
五十嵐三都男：からだの科学（増刊）, 17, 91（1985）
細谷憲政（監修）：『カルシウムの摂取と吸収』,（財）健康体力づくり事業団、1986

第四章　魚と酒の効用で健康を守る

一　健康で長生きするために

中年太りとアディポネクチン

人間は、1日のうちで昼間に活動的な生活をしていると、交感神経が働き、心臓や胃腸、分泌腺の機能を活発にしてくれます。しかし、現代人の宿命でしょうか、衣食住のうち、とりわけ食が満ちたりると、副交換神経が優位に働き、これらの機能が減弱するというのです。

中年になると自然と代謝機能が衰えたり、活動が鈍くなり、1日の摂取カロリーが消費カロリーを上回るようになります。あまったエネルギーは脂肪に変わるので、若いころと同じに食べていたのでは中年太りになります。こうした肥満体や運動不足は交感神経の働きが低下してしまうのです。これに対して、一般に健康的な若者たちは代謝機能が盛んで、1日のうちでも昼の時間帯に活動的な生活をしているので、交感神経の働きが活発です。

内臓脂肪から大量の遊離脂肪酸が生成されますが、この遊離脂肪酸からアディポサイトカインという物質が分泌されます。このアディポサイトカインのバランスが乱れると、インスリン抵抗性（インスリンの分泌作用が阻害された状態のこと）が起こります。インスリン抵抗性が高まると、交感神経が活発化され、心拍数の増加、末梢血管抵抗が増強することになり血圧が上昇します。さらに近年、善玉アディポサイトカインであるアディポネクチンが、糖代謝や脂質代謝に大きな影響をおよぼし、動脈硬化性疾患の発症に関与していることが明らかになりました。

つまり、内臓脂肪が増えると、動脈硬化を防ぐアディポネクチンの働きが悪くなるというわけです。

モナリザ計画と伝統食

これまでの世界規模の研究から、長寿のための条件がわかってきました。今後は、この条件を世界各地域に合った形で達成することが重要です。

そこで、世界保健機関（ＷＨＯ）は、ラテン語の「ＭＯＮＥＯ　ＡＬＩＭＥＮＴＡＴＩＯＮＥＳ　ＳＡＮＡＥ（健康な食生活を心に留めよう）」を略したモナリザ計画をつくり、一九九五年からの１０年間の予定で計画を推進してきました。

一九九五年、ＷＨＯの循環器疾患予防国際共同研究センターに指定された京都大学大学院人間・環境学研究科グループ（主任家森幸男教授）は、食習慣と健康の関係を明らかにするために、世界２５ヵ国５８ヵ所を踏査しました。

家森氏らによると、長寿のカギを握る食生活は伝統食にあるとしています。世界各地には健康に良い伝統食が存在しています。しかし、欧米化が進んだ近年では、これらの伝統食を貧しいものや古くさいものとして、敬遠する風潮があります。この研究では、①食塩の摂取を減らす、②牛や豚、鳥といった肉類などの動物性脂肪の過剰摂取を防ぐ、③野菜や果物を十分食べる、④魚介類や大豆などで良質のたんぱく質やタウリンを摂ることの四つを推奨しています。とくに魚の脂に含まれているエイコサペンタエン酸（ＥＰＡ）やドコサヘキサエン酸（ＤＨＡ）などの不飽和脂肪酸が、血栓を防いでくれます。魚をたくさん食べて血液中のリン脂質にＥＰＡが６％以上含有している人たちには、心筋梗塞による死亡が減少していました。今後は、この条件をそれぞれの地域に合った形で達成させることです。

また、この国際共同研究センターでは、モナリザ計画の一環として短命地域として知られるブラジルのカンポグランデに居住する日系人を対象にして、一九九六年二～五月の１０週間にわたって食事指導を行いました。カンポグランデはサンパウロから西に８００㎞ほど内陸に位置し、人口約３０万人の大都市で、そのうち、日系人１万２０００家族が住んでいます。

カンポグランデには、大きな河が流れていて大型魚が生息しているにもかかわらず、日系人の間では魚類を食べる習慣がなくなっていました。日本では1週間に平均4〜5回魚を食べるのに対し、カンポグランデの日系人は2週間に1回程度しか魚を食べていません。その代わりに肉を多く食べるため、生活習慣病にかかる割合はきわめて高くなっています。

調査班はまず、日系人400人を健診して体脂肪と血圧の数値から、高血圧症、高脂血症、糖尿病の危険がある47〜57歳の男女100人を選び出しました。この100人を、20人ずつの五班に分け、以下のような詳しい調査を行いました。

男性10人と女性10人からなる四班は、①検診と健康教育のみの班、②プラセボ（偽剤）班、③DHA班、④ワカメ班とし、女性20人を⑤大豆班に分けました。②〜④班には健診結果にもとづく健康指導が積極的に行われました。DHA班にはDHA3g、ワカメ班にはワカメの粉末5g、大豆班にはイソフラボン50㎎含む大豆胚6gを毎日摂取するよう指導しました。

食事指導の結果、3週間で血圧の低下が確認されました。健診前、日系人の心電図異常が50歳代前半で日本人の約二倍も高い確率でみつかりました。また、魚類をほとんど食べないために、血中のEPA量やDHA量は約3％といちじるしく減少していました。これは日本人の半分以下の値です。

これを男女別に詳しくみると、3週目には男性の収縮期血圧はDHA班18mmHg、ワカメ班21mmHgとなり、初回健診とくらべて有意に低下しました。また、女性の3週目の収縮期血圧は大豆班13mmHg、ワカメ斑16mmHg、DHA班21mmHgといずれも有意で低下しました。なお、大豆班では尿中のイソフラボンの濃度が有意に上昇し、骨粗鬆症の予防につながることが証明されました。和食の栄養素をほとんど摂取しない日系ブラジル人に対して、かなり速い降圧効果のあることを家森氏らは認めました。

栄養所要量から食事摂取基準に

日本国民の健康の維持と増進、生活習慣病の予防を目的に、二〇〇五年には第七次改定の「日本人の食事摂取基準」が提示されました。今回の改訂では、二〇〇五年四月～二〇〇九年までの5年間に、健康な個人や集団を対象にして「日本人の食事摂取基準」が新たに設定されています。従来の「栄養所要量」は「食事摂取基準」に改称されました。基準値と改めた意義は、わが国の栄養政策の大きな進展であり、生活習慣病を積極的に予防していこうとする方針に重点が置かれたわけです。

栄養素11については新たに、当面の目標とする摂取量を設定しています。増やすべき栄養素として、食物繊維、n-3系脂肪酸、カリウム、カルシウムは下限値を、減らすべき栄養素

表 11　世界の脂質摂取基準（推奨摂取量）

国	総脂質	多価不飽和脂肪酸	n-6系脂肪酸	n-3系脂肪酸	n-6系／n-3系
日本 (1995)	20～25	7～8	—	—	4
FAO (1994)	15～35	—（飽和＜10）	4～10	—	5～10
英国 (1991)	33	6	1（最低）	0.2（最低）	—
カナダ (1990)	30	3.5	3（最低）	0.5（最低）	4～10（最低）
米国 (1989)	＜30	7（最大10）	1～2	—	4～10

（エネルギー％）

としては、コレステロール、ナトリウムは上限値をそれぞれ提示しています。

脂質は脂肪エネルギーの比率だけでなく、その質も考慮する必要があるため、飽和脂肪酸、ｎ‐３系脂肪酸、ｎ‐６系脂肪酸、コレステロールの摂取目標量が設定されています。

日本の脂質摂取基準（推奨摂取量）は**表11**にように、世界各国での推奨量とくらべて低い脂質摂取量およびｎ‐６系／ｎ‐３系が大きな特徴です。

油脂と健康を考えるとき、最も重要な因子はその摂取量です。現在、日本人の平均的な脂質摂取基準はエネルギー比で２６％程度と、摂取基準の上限をわずかに上回っているにすぎません。

一方、エネルギー比で３０％を推奨量とする欧米諸国では、現状の摂取基準をかなり下回る目標値として設定されているため、目的を達成することは容易ではありません。また、n‐6系／n‐3系にしても、日本の4は現実に摂取している数値ですが、欧米諸国では、現状の10前後の数値を下げようと設定された希望的な数値であり、明らかな違いがあります。WHOは油脂を総摂取エネルギーの30～35％とし、コレステロール摂取量は1日300㎎を超えないことを勧告しています。

食生活に関する健康意識の実態

人間が生きていくためには食事は欠かせませんが、近年、この食事の位置づけが弱まる傾向にあります。

味の素が実施した主婦の食生活意識調査「二〇〇三年AMC調査」によると、「食生活を最も重視している」と答えた割合は、この10年余りの間に65％に減少しています。とくに年齢格差が大きく、食事に不自由のない豊かな時代に育った20～40歳代の層では、「重視している」と答えた人は約50％にすぎません。

食事と健康は切っても切れない関係にあります。この食生活意識調査では大部分の主婦が「健康の基本は食事だと思う」と答え、また「料理をつくるとき、家族の健康に気を配っている」も同様でした。食事から健康を整えていく姿勢は、主婦に共通する健康意識と思われます。

具体的には、①塩分・糖分・油分を控える（８２％）、②栄養バランスを考える、③野菜や魚などの和食を出すようにしている、などの健康配慮がなされています。

和食といえば、おもに野菜と魚の組み合わせです。日本型食生活に努めているかとの問いには、「はい」が３１％、「どちらかといえば、はい」が４９％で合計８０％となっています。また、魚料理を多く出すようにしているかの問いに「はい」は２５％、どちらかといえば、「はい」は５１％で計７６％となっています。

優等生主婦は１５％

また、この調査の対象となった主婦たちは、全体に高い健康意識をもっていましたが、はたして、すべての主婦が健康的な食生活を心がけているのでしょうか。

そこで、食生活の健康意識を客観的にみるために「クラスター分析」という統計解析が使われました。この分析法は、健康意識に関して、①糖分、塩分、油分を控えめにする考え方、②新しい健康情報やからだに良い食品を活用しようとする意識、③和食、野菜と魚を摂り、栄養バランスを考えるなど従来から良いといわれている事項を実行しようとする意識、④野菜ジュースや冷凍野菜という加工品でも栄養的には同等と認めている意識、⑤栄養素をしっか

図17　クラスター解析によって抽出した６つの意識集団

（味の素「2003年ＡＭＣ調査」 2004）

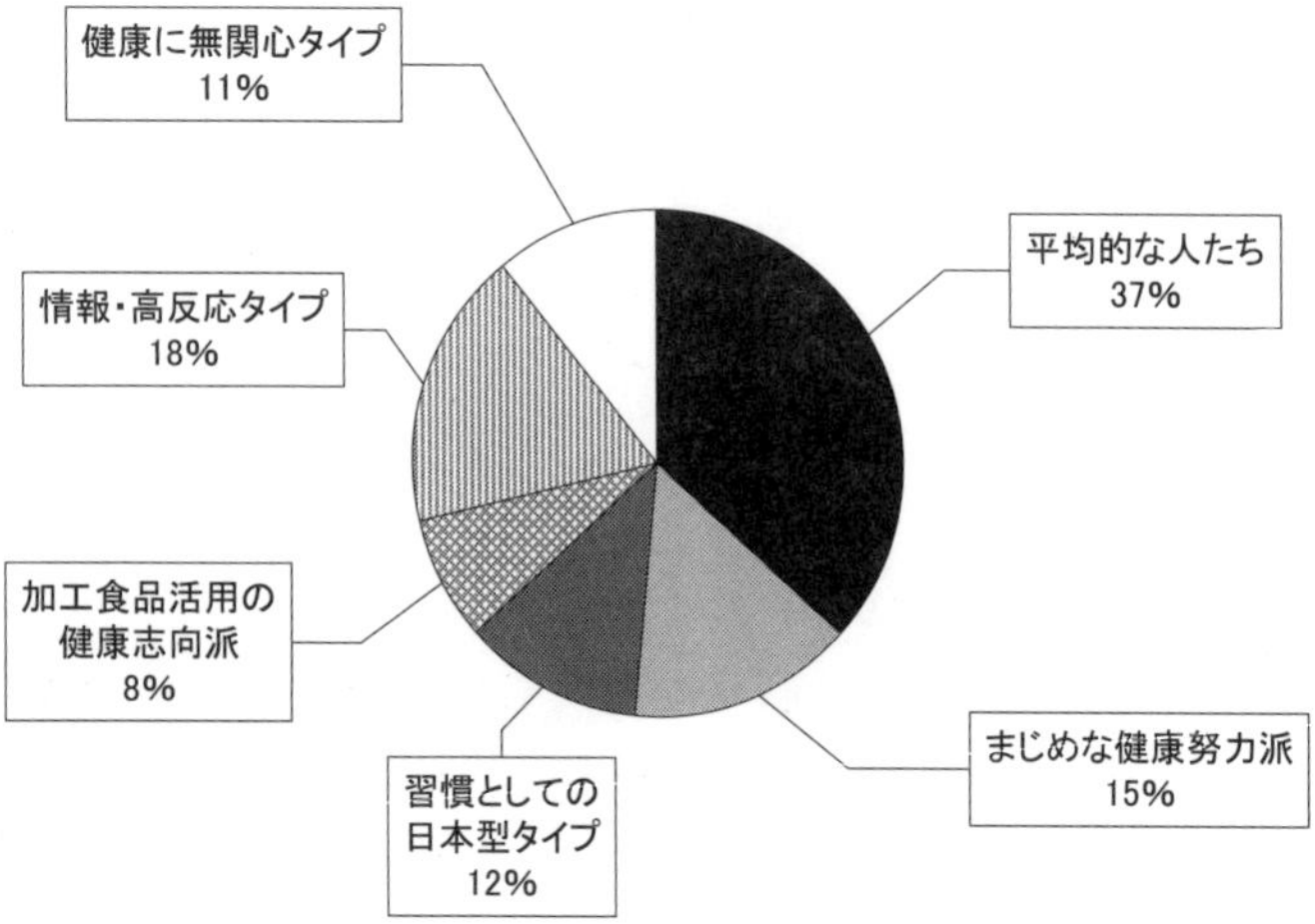

り と考え食品を選択する意識、の五つの因子を用いて、健康意識の近いもの同士のグループをつくり、六つの健康意識クラスターに分類しています。

各クラスターの特性は**図17**のように、「平均的な人たち」が３７％で最も多く、健康を意識して、野菜と魚中心の日本型食生活につとめる優等生、つまり「まじめな健康努力派」は１５％にすぎません。この努力派に「習慣として日本型タイプ」、「加工食品活用の健康志向派」を加えても、野菜と魚の日本型食生活を守っている人は３５％程度なのです。

プロムナード

漁網防汚剤で魚の環境を守る

日本の魚類養殖業や定置漁業では、生簀網や定置網に安全が確認された「漁網防汚剤」を適正に使用することが重要です。これによって飼育網への虫や貝、藻などの付着を防止し、魚の飼育環境がよくなります。ＪＦ全漁連では、専門家による漁網防汚剤の安全性評価を行い、漁場環境に対する保全と漁獲物に対する食品としての安全性を確認し登録しています。

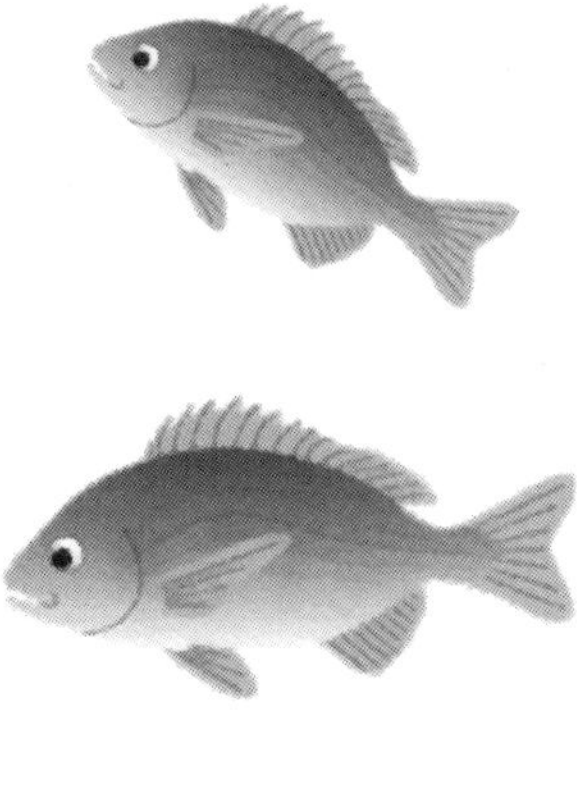

二　魚と酒でヘルシーな食生活

食中酒が胃を丈夫にする

中高年の健康を脅かしている生活習慣病の予防に、魚食がきわめて有効なことがわかってきました。

その一方で、適量の飲酒が生活習慣病を予防することが広く伝えられています。少子高齢化社会の日本で、医療費と介護の問題が、生活習慣病の予防によって解決の糸口となれば、まさに「魚と酒」の出番といっても過言ではありません。

今日、食生活改善のキーワードは「魚類の積極的な摂取」といわれています。魚料理を肴に適量の飲酒を効果的に取り入れることによって、健康を維持できることが再認識されるようになりました。

洋の東西を問わず、古来から適量の飲酒は「百薬の長」といわれ、ストレスを緩和し、食欲を増進させたり、栄養成分の補給など、その有益性は貝原益軒の『養生訓』にも述べられています。最新の医学では、この一般薬理作用に加えて、心臓病、がん、糖尿病、骨粗鬆症、老化や老人性認知症などを予防する特殊作用があることも明らかになりました。

日本酒（清酒）は微生物による自然の働きで生成されるアミノ酸、有機酸、アミン、ビタミンなど120種類以上の栄養物質を含み、さまざまな生理活性を示しています。アミノ酸の甘味成分は、迷走神経を介して胃液と膵液を分泌し、食欲を増進させます。胃液の分泌による「栄養効果」は、胃前底部の顆粒細胞から放出されるガストリンが胃底部の分泌腺を増大させて胃壁を肥厚し、胃を丈夫にします。

この仕組みについて、消化ホルモンのガストリンを放出させる主役は、魚や肉のスープに含まれるアミノ酸、とくにグリシンのほか、日本酒中のアルコールであることが新潟大学の藤田恒夫氏によって明らかにされました。「キュッと一杯やってから、食事に取りかかり、その食事の合いの手にも酒を胃の腑に流し込んでいくのは、消化の生理にかなった習慣である」と語っています。

1日2合の酒が生活習慣病を予防

適量の飲酒が、心筋梗塞や脳梗塞などの虚血性心疾患の発症リスクを低下させることは、い

図18　ワイン飲酒と各種死亡率とにみるU字型曲線

（ルノー　1992）

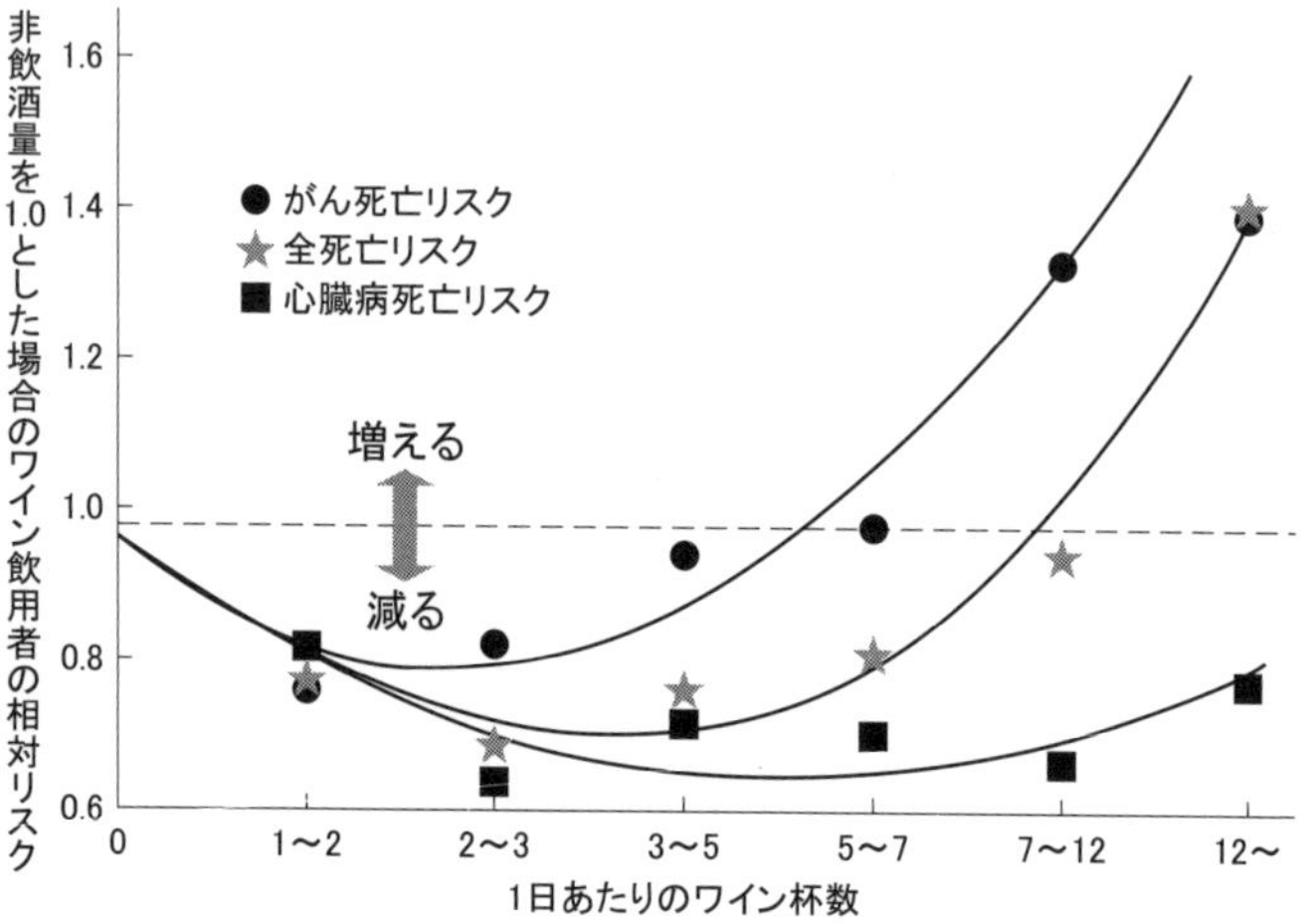

まや公知の事実です。これは、全米規模で一九七一年に開始された20年間にわたる追跡調査、「健康と栄養」に関する研究で実証されています。この研究では、中等量の飲酒者（日本酒に換算して2合前後）の生存期間を約3％のばし、冠動脈心疾患の死亡率を約4％低下させています。

また、英国のマルモ氏は、中等量の飲酒者の全死亡率や心臓病の死亡率は、非飲酒者や大量の飲酒者とくらべて低いことに注目し、飲酒量と死亡率との関係はU字型曲線を示すことを明らかにしました。これを世界的に有名にしたのは、フランスのボルドー大学のルノー氏らで、フランス人はワインの過剰飲酒と肉などの脂肪を大量に摂取しているにもかかわらず、**図18**のように心臓病やがんの死亡率と、全死亡率も低いということを示しました。この一見矛盾した「フランス人のパラドックス（逆説）」は、赤ワイン中に含まれるポリフェノールの抗酸化作用と血小板凝集抑制の卓効で立証しています。

さらに最近、適量の飲酒は、魚介と同様にメタボリックシンドロームを防ぐ効果のあることがわかってきました。飲酒は血中低密度リポたんぱく（悪玉）コレステロールの酸化変性を抑制し、高密度リポたんぱく（善玉）コレステロールを増加させて、動脈硬化の生成を防止します。２合程度の飲酒で脳卒中のリスクが低減し、軽い飲酒で糖尿病患者の血中インスリンが低下したとの報告もみられます。

プロムナード

酒の健康的な飲み方

飲酒についてＷＨＯでは、「個人にとって医学的に安全な量を責任ある方法で飲むこと」と定義しています。

日本アルコール健康医学協会では適正飲酒を２合としていて、最新医学が解き明かしたヘルシー効果を示す１日２～３合とほぼ一致します。

また、坂口謹一郎博士は「お酒とは、まことに人間にとって不思議な食べ物」と語っています。食べ物と考えれば度をすごすことはありません。いくら豊穣の銘酒といえども、癒しのライフスタイルを求める人は適量の飲酒につとめています。栄養バランスの取れた魚料理とともに楽しむ晩酌は、明日への健康を約束してくれます。

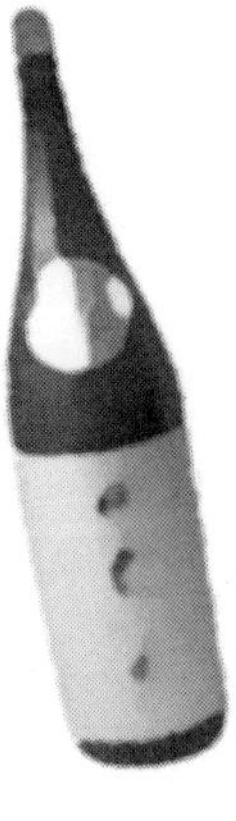

食事をおいしく楽しくする酒の力

時代の潮流として健康への関心と食品への安全志向が高まり、食生活も大きく変わりました。このような食生活の変化は、酒についてもみられます。以前のように酒の味や酔いを楽しむだけの時代から、主役は料理で、酒は料理を美味しく楽しく味わうための名脇役と考えられるようになりました。

酒を飲む楽しみの一つに、酒の肴があります。肴選びの基準は「高たんぱく・低脂肪・ビタミン豊富」の三原則といわれ、昔から、冷やっこや湯豆腐、めざし、小魚、鍋物などの和食が一般的です。さらに、これらの味に負けないように、「ごく味」に富む清酒やワインが好まれ、まさに理にかなった組み合わせです。

清酒の育成で一番大切なのは熟成味であり、「ごく味」に関係する成分として有機酸とアミノ酸があげられます。酵母で仕込まれたエキス分、有機酸、アミノ酸を大量に含む酒のなかでも、夏場の土用を越して大桶から樽におろされたものを「冷やおろし」といい、珍重されています。

適量の飲酒は食欲を増進させますが、食欲はたぶんに心理的な要素を含む味覚に作用されています。そして、その中枢は大脳皮質にあります。つまり、酒のほろ酔い気分が楽しいと感じさせ、料理をおいしくし、食欲を増進させているのです。

適量の日本酒にダイエット効果がある

体内に取り入れた糖質、脂質、たんぱく質は各組織で酸化・分解されてエネルギーを出し、体温を一定に保ったり、仕事をするための力として消費されます。

糖質、脂質、たんぱく質が体内で燃える場合に、糖質1gは4キロcal、脂質1gは9キロcal、たんぱく質1gは4キロcalのエネルギー量を発生させます。脂質のエネルギー量は糖質やたんぱく質の2倍以上もあります。そのため運動選手や重労働者など多量のエネルギーを必要とする人たちには、少量でも効率的なエネルギー源となります。

洋食に多い動物性の肉類には、脂質のほか、たんぱく質が約20%も多く含まれています。また動物性油脂の豚脂・牛脂・乳脂・魚油などにはコレステロールを多く含むものがあります。なお、魚油にはEPAやDHAなども含まれていて、動脈硬化や心疾患などの血管系の障害の発生を予防することは前述の通りです(120ページ)。

ところで、生活習慣病を防ぐには低脂肪で高糖質の食材を選ぶことが重要です。伝統的な和食や日本酒(清酒)の成分はこれらと比較的一致しています。

飲酒によるエネルギー代謝量の増加を熱効率といいますが、日本酒1合は約180キロcalで、これはごはんではごく軽く茶碗1膳分にあたります。成人が1日に必要とする平均エネルギーは約2000キロcalですので、日本酒1合はその9%にあたります。アルコール量が同じビールは、中びんで1本強に相当しますので、日本酒にくらべて34%も高いエネルギーになります。

摂取エネルギーが同じであれば、アルコールは脂肪や糖質、たんぱく質にくらべて体重の増加作用が低いので、酒量の分だけ食べものでエネルギー量を減らせば、体重は減少します。メタボリックシンドロームの予防には飲酒の量も重要ですが、一緒に食べる料理のカロリーなど、総摂取エネルギーに注意することが必要です。

料理と日本酒の相性

料理と酒の相性は、飲食テストでの統計解析と個々の基本味ベースでの強度比較試験、全国各地における伝統的な調理法の調査などから一定の評価があります。

日本酒は、香りが高いか低いか、味が淡白か濃醇かの二つの軸で区切ることによって、①香りの高い酒（代表的なのが吟醸酒）、②軽快でなめらかな酒（代表的なのが生酒）、③コクのある酒（代表的なのが純米酒）、④熟成酒（代表的なのが古酒）の四タイプに分類されます。

日本酒（清酒）に含まれる有機酸（おもにコハク酸）は酢酸や蟻酸となり、アミノ酸の一部はカルボン酸に変わり、「雑味」や「老香」を示します。最近では、純米酒、本醸造酒、普通酒ともそろって「酸の少ない酒」がいい酒といわれています。嗜好が辛口となっているのに対して、酒の酸度が下がってきて、多くの酒が吟醸酒並みになりました。

吟醸酒の多くは、ほかの酒に比べて香気成分のエステルを大量に含み、「香り吟醸」ならではのフルーティでかなり強い香りがする、特有なものです。酒好きの多くが吟醸酒を珍重し、刺し身などを肴にして楽しんでいます。

清酒はよく魚料理に使われます。清酒には有機酸が含まれていますが、ワインのような酒石酸はほとんどなく、大半はコハク酸です。コハク酸はトリメチルアミンの生臭さを中和してくれる働きがあります。生魚を使った料理には清酒が適しています。

和食に取り合わせる食中酒としては、吟醸酒ほど香りの強くない純米酒や本醸造酒が向き、料理の味を引き立ててくれます。しかし、吟醸酒のなかでもエステルをあえて少なくして香りを抑え、酒の味を強くした「味吟醸」は和食によく合います。燗酒にすれば、酒の味がいっそうしっかり感じられます。

魚料理を引き立てるワイン

ワインにも有機酸は含まれていますが、なかでも酒石酸を多く含んでいます。一般に「魚料理には白ワイン」といわれますが、ワインの酒石酸には、やや渋みと切れ味の良い酸味が感じられ、魚料理と合わせにくいのが実情です。そのため、刺し身などにはワインは不向きといいきる酔人もいます。

ところが、料理の味（甘味、酸味、苦味など）とワインの甘味、酸味、苦味などの濃度をうまく合わせると、相乗効果によって相性は高まり、もっともうまく感じるのです。

できるだけ、酒石酸の少ないワインを選び、魚の生臭さをレモンの風味や味の濃厚なソースによって消すと、おいしく味わえます。たとえば、レモンを添えた生ガキとシャブリ、レモンを絞った焼き魚と軽い赤ワイン、しょうゆで食べる江戸前のすしと辛口の白ワインなどは、相性抜群の組み合わせです。

魚をメインにした料理は比較的低カロリーで、ワインとの組み合わせによる効用も期待できます。適量の飲酒でおいしく健康な食生活を楽しみたいものです。

コラム　知っておきたい魚介の基礎知識④

魚介類には数多くの栄養物質があり、健康な身体づくりや生活習慣病の予防効果は大きいのですが、種類や生息環境などにより、一部には有害な化学物質による汚染や蓄積もみられます。ここでは、著者の専門研究である水俣病の原因物質メチル水銀について取り上げました。

・水銀

水銀は地球上のどこにでも広く存在しています。水域では一般値として海水で約0・15ppm、淡水で0・07ppmとの報告があり、水深が下がるにつれ水銀値は高くなる傾向がみられます。水銀は常温で唯一の金属元素であるため、古くから工場や医療、農薬などに利用され、これまで**図19**のように生活環境を循環してきました。

一九五三〜七六年にかけて熊本県の水俣湾沿岸を中心に、さらに、一九六四〜六五年には新潟県の阿賀野川流域に、水俣病が発生しました。水俣病は工場排水に含まれるメチル水銀が魚介類に蓄積され、これを大量に食べたことにより起こった神経系疾患です。微量のメチル水銀がプランクトンなどを通して魚介類に濃縮し、人体内に蓄積する食物連鎖が介在した事件とし

図19　1970年代における環境中水銀の循環図と総水銀値
（滝澤行雄　1979）

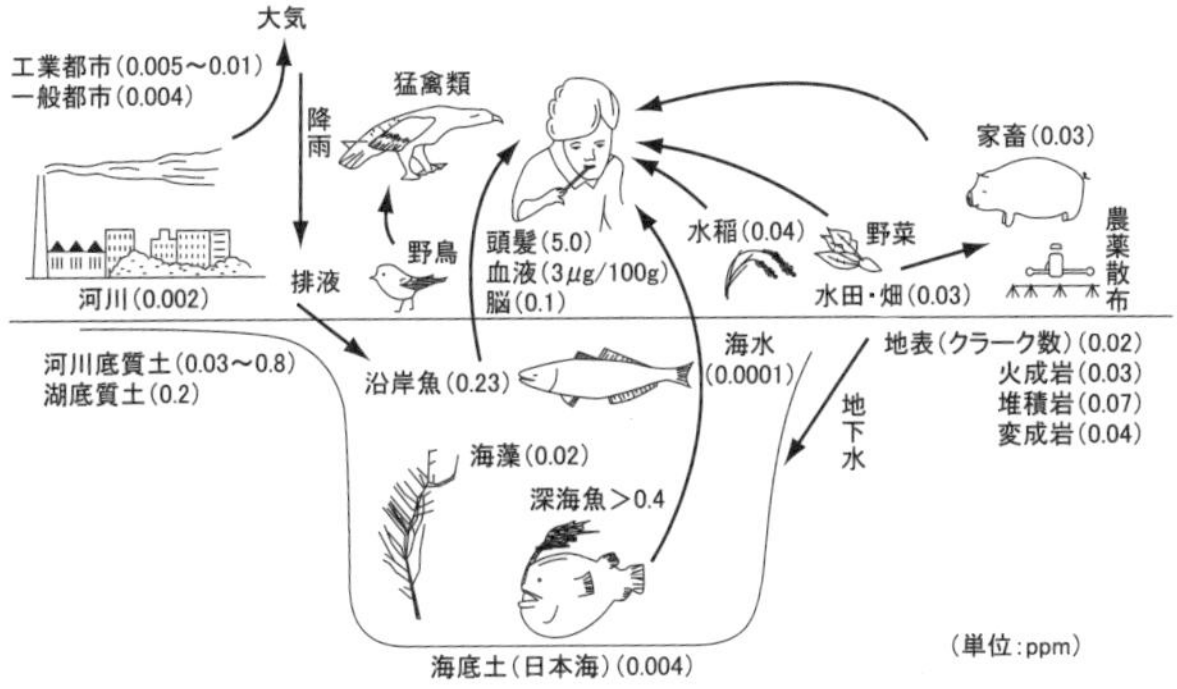

て、国際的に大きな関心を呼んできました。

水俣病の臨床症状は、四肢末端の感覚障害に始まり、運動失調、平衡機能障害、求心性視野狭窄、歩行障害、聴力障害などをきたし、精神症状を併発する例があります。

世界保健機構（WHO）と国際食糧農業機関（FAO）の合同食品添加物専門家会合は、一九七二年に暫定的摂取耐容量を発表しました。この発表では成人（体重60kg）で1週間あたり総水銀0・3mg、そのうち0・2mg以上がメチル水銀であってはならないと勧告しました。日本では一九七三年に、メチル水銀の暫定的摂取耐容量を成人（体重50kg）で1週間あたり0・17mgと決めました。

これをうけて、魚介類中水銀の規制値は、**表12**のように各国で定められています。日本では総水

表 12　国別と国際機関の魚類中水銀の規制値

国	年度	規制値（ppm）
スウェーデン	1967	1.0（総水銀）
フィンランド		1.0（〃）
米国	1969	0.5（〃）
	1975	1.0（〃）
カナダ	1969	0.5（〃）
日本	1973	0.4（〃）
		0.3（メチル水銀）
国際食品規格委員会	1991	0.5（メチル水銀）
(Codex)		1.0（〃）*1
フランス		規制なし*2

（滝澤行雄　2005）

注　＊1消費者連盟ＵＦＯが魚料理は週1回以上は食べないように呼びかけた自主規制
　　＊2高次補食魚（サメ、メカジキ、マグロ類、カワカマスなど）は1.0ppmまでとし、高次補食魚以外の魚類は0.5ppm

銀0・4ppm、メチル水銀0・3ppmと定められています。この値は、各国が決めている対処基準とくらべて最も厳しい数値です。ただし、①マグロ、カジキ、カツオ（一九七三年一〇月）、②メヌケ、ギンダラなどの深海性魚介類およびサメ類（一九七三年一〇月）、③内水面水域魚類（一九七三年七月）は適用外となっています。規制を免除された魚介類は、多食しないように食生活の指導が付記され、とくに妊産婦と乳幼児の食生活に十分な注意を払う必要があるとしています。

一九九〇年、ＷＨＯとＦＡＯの専門家会合は妊婦の頭髪水銀量が１０〜２０ppmの場合、胎児に影響を与え、出生後の子どもの神経系発達に異常を起こす可能性があることを指摘しました。以来、この検証に二つの大規模な前向き追跡研究が展開されました。その結果、子どもの発育に障害がなく神経発達に良い影響を認めたインド洋セーシェル諸島の最終報告と、子どもに言語・注意・記憶障害を認める北極海フェロー諸島の中間報告とで相反するものとなりました。この二大研究に対して、米国のジョン・ホプキンス大学のリケトス教授は、セーシェル諸島の小児発達研究では調査対象の食生活が、ほかの魚食地域に一般化でき、方法論的にすぐれた知見とコメントしています。

その後、国際専門家会合において、発育途上の胎児を十分保護するため、暫定耐容量を1kgあたり3・3μgから1・6μgに引き下げました。

諸外国では妊婦等への注意事項や改正が行われていることもあり、日本でも妊婦を対象とした魚介類の摂取制限をめぐって科学的検証が行われました。その結果、二〇〇三年六月、厚生労働省は次のような異例の注意事項を発表しました。これによると、「あくまでも胎児への影響を考慮した内容で、子どもや妊婦以外の成人については、現時点でどの魚を食べても水銀による健康への悪影響が心配されるデータはない」と説明し、妊婦に対しても、「魚介類は良質なたんぱく質を多く含み、微量栄養素の摂取源として重要な食材であり、注意事項にあげた魚種以外は減らさないよう正しく理解してほしい」と呼びかけています。

表13　妊婦が注意すべき魚介類と摂取量の目安

魚介類	摂取量（筋肉）の目安
バンドウイルカ	1回約80gとして妊婦は2ヵ月に1回まで（1週間あたり10g程度）
コビレゴンドウ	1回約80gとして妊婦は2週間に1回まで（1週間あたり40g程度）
キンメダイ メカジキ クロマグロ メバチ（メバチマグロ） エッチュウバイガイ ツチクジラ マッコウクジラ	1回約80gとして妊婦は週に1回まで（1週間あたり80g程度）
キダイ マカジキ ユメカサゴ ミナミマグロ ヨシキリザメ イシイルカ	1回約80gとして妊婦は週に2回まで（1週間あたり160g程度）

（厚生労働省　2005）

参考・マグロの中でも、キハダ、ビンナガ、メジマグロ（クロマグロの幼魚）、ツナ缶詰はバランスを考慮して食べれば問題ない。

・魚介類の一般的な重量の目安は次の通り。

寿司、刺身	一貫又は一切れあたり	15g程度
刺身	一人前あたり	80g程度
切り身	一切れあたり	80g程度

厚生労働省はこの検討に引き続いて、二〇〇五年一一月、食品安全委員会による食品健康影響評価（従来の耐容量、週に1kgあたり3・4μgから2・0μgに引き下げ）をうけ、新たに「妊婦への魚介類の摂取と水銀に関する注意事項」を**表13**のように定めました。

現在、日本人の食品由来による水銀摂取量は、**図20**のように1日

図 20　成人（体重50kg）の食品由来の水銀摂取量（μg／体重kg／日）

（厚生労働省　2004）

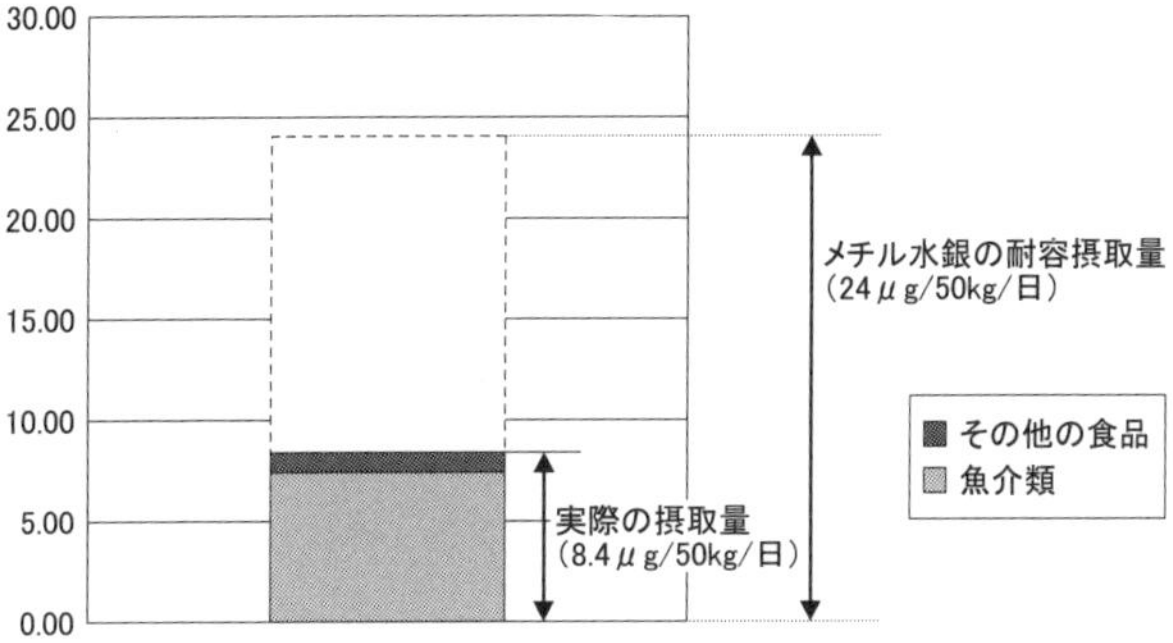

に体重５０kgにつき平均７・０μgです。そのうち魚介類からの摂取が８７％ですので、ＷＨＯとＦＡＯが設定している耐容摂取生活をしている限りは健康への影響はないと考えられます。

また、今回の注意事項は胎児の健康を保護するためのものであり、子どもや成人については、通常食べている魚介類では水銀による健康への悪影響を懸念する必要はありません。健康的な食生活のために、魚介類をバランスよく摂取するようにすすめています。

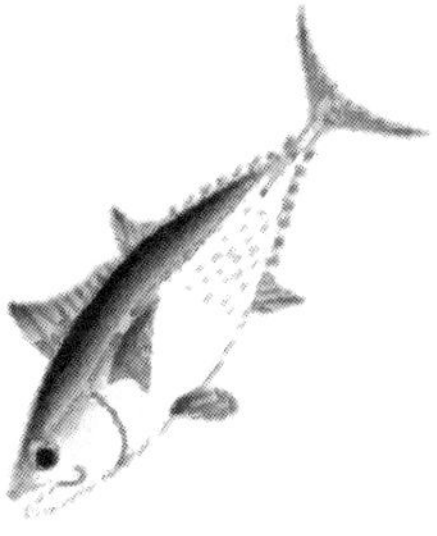

《参考文献》

家森幸男：メディカル朝日、25（11）、63（1996）
石崎康子：Ajiko News, No215, 9（2004）
全国漁業協同組合連合会：漁業防汚剤安全評価委員会資料、平成18年6月
滝澤行雄：『一日2合日本酒いきいき健康法』、柏書房、2002
小泉武夫（監修）：料理の魔術師「日本酒」活用テクニック、日本酒造組合中央会、2001
永井英雄：第80回清酒技術セミナー要旨集、p58、1996
滝澤行雄：『悲しいマグロ - 放射線と水銀問題を考える』、キクロス出版、2004

おわりに

近年、食生活の欧米化に伴って民族の伝統的な食事は牽制され、高脂肪食が一般的となっています。これに運動不足がちな現代生活も加わりカロリー消費が妨げられ、肥満を招き、さらに糖尿病、高脂血症を合併したメタボリックシンドロームが急増してきました。食事中の動物性脂肪が生活習慣病を誘発する報告例は枚挙にいとまがありません。

日本の大規模な疫学研究から、多くの食品の中でも魚介類を毎日摂べる日本人では、がんの死亡率がきわめて低く、とくに胃がん、肝臓がん、子宮がんの死亡リスクの小さいことが明らかになっています。さらに魚食は肝硬変やアルツハイマー病のリスクを抑えてくれることも分かってきました。こうした健康的効果は世界各国の医学者によって報告され、地中海式食事が日本の伝統的和食とともに注目されているのです。

日本の高齢者は、今でもごく自然にカロリーの低い和食に回帰する傾向があり、「ご飯と魚」を好み、魚介類の摂取量は、一人平均一〇〇グラムをくだっていません。このことが、欧米と違って危機的な肥満や心臓病のリスクを軽減しているわけです。欧米では魚の調理が肉より手間がかかるためか、魚の出番は少ないのです。

最近の医学研究は、魚介が示す卓効が心臓病やがんにとどまらず、糖尿病、老化・認知症、骨粗鬆症などにも認められ、いまや、魚食による生活習慣病の予防効果は公知のこととなっています。魚の常食は、魚体中に含まれるＥＰＡやＤＨＡなどによる循環器や脳の機能への好影響、これに加えて栄養素が豊富なことを加味して、健康な食生活のシンボルとして強く推奨していいと考えています。

魚介類の食効は現代医学に支持されているのです。第二次世界大戦の終結時に四〇歳前後で粗食ながら日本型食事と労働で育てられてきた先輩たちは、今は百寿者として世界一の長命を誇っています。ご飯を中心にした日本型食事は、魚介類がよく合い、脂肪やカロリーの摂取を適正な範囲に抑えることが容易なのです。現実に立ちはだかる生活習慣病に克つために、食卓の膳に適度の魚介類を添えることは、異論の余地がありません。「悪しきをとり、よきを顧みない」という世界的にグローバル化された食文化にあって、この魚介類の驚くべき健康パワーを本書から読みとっていただければ望外の喜びです。

最後になりましたが、執筆の機会を与えてくださった水産庁（現北海道庁）の石塚浩一さん、全国漁業協同組合連合会代表理事専務の宮原邦之さん、日本鰹鮪漁業協同組合の尾崎英子さんに感謝いたします。碩学のかたがたの魚料理、食育に関する本は、あまり疾病予防と関連する話ではないこともあって、首題の啓発書をいろいろな方にご教示を仰ぎ、取りまとめることになりました。

「悲しいマグロ」ではないのですが、魚食と健康長寿を上梓させていただくことは、私の長年の夢でした。この夢がかなうきっかけをつくってくださったのは、『一日2合日本酒いきいき健康法』のご縁でおつきあいするようになった、柏書房の前編集長の佐保 勲さんで、この度、畏友であられる同時代社代表取締役の川上徹さんが出版の労をとってくださいました。

この本の作製にあたっては、講談社で長く出版に携わってこられた明敏な編集者、成保江身子さんには原稿の整理など終始お世話になりました。公衆衛生学徒として研鑽してきた疾病予防に関して、日本酒の効用に続いて、この度、伝統的和食の一翼を担う魚介類の卓効を主題として世に出せることになったのは、ひとえにこのお三方のお骨折りのおかげであります。心からお礼を申しあげます。

《参考文献》

米田　譲：Ajiko News,No2126,914（2005）

〈著者略歴〉

滝澤行雄（たきざわ　ゆきお）

1932年、長野県生まれ、新潟大学大学院卒、医博（肺機能の体質学的研究）、新潟大助教授、秋田大教授、金沢大教授（併）、国立水俣病総合研究センター所長、水俣市助役など歴任。現在：秋田大学名誉教授、水俣病総合研究センター顧問、UNEP環境影響パネル委員、化学物質魚介類汚染調査検討会委員（海洋生物環境研）、漁網防汚剤安全評価委員（全漁連）。

著書には『疫学―臨床家のための方法論』（講談社サイエンティフィク）、『水銀』（講談社）、『環境と放射能』（東海大学出版会）、『ダイオキシンの医学』（プライユ）、『日本酒いきいき健康法』（柏書房）、『悲しいマグロ』（BANジャパン）など多数。

メタボとがんに効く

魚のチカラ

2007年7月25日　初版第1刷発行

著　者　滝澤行雄

表紙デザイン　㈱クリエイティブ・コンセプト

制　作　いりす

発行者　川上　徹

発行所　同時代社

〒101-0065 東京都千代田区西神田2-7-6

電話03-3261-3149　FAX 03-3261-3237

印　刷　中央精版印刷株式会社

ISBN978-4-88683-612-0